Sophie Ruth Knaak · Der »kreisrunde Haarausfall«

AF144896

Sophie Ruth Knaak

Der »kreisrunde Haarausfall«

Eine geglückte Therapie gegen die rätselhafte
Krankheit Alopecie

ENNSTHALER VERLAG STEYR

Erklärung:

Die in diesem Buch angeführten Vorstellungen, Vorschläge und Therapiemethoden sind nicht als Ersatz für eine professionelle medizinische oder therapeutische Behandlung gedacht. Jede Anwendung der in diesem Buch angeführten Ratschläge geschieht nach alleinigem Gutdünken des Lesers. Autoren, Verlag, Berater, Vertreiber, Händler und alle anderen Personen, die mit diesem Buch in Zusammenhang stehen, können weder Haftung noch Verantwortung für eventuelle Folgen übernehmen, die direkt oder indirekt aus den in diesem Buch gegebenen Informationen resultieren oder resultieren sollen.

www.ennsthaler.at

ISBN 978-3-85068-789-8

Sophie Ruth Knaak · Der »kreisrunde Haarausfall«
Alle Rechte vorbehalten
Copyright © 2010 by Ennsthaler Verlag, Steyr
Ennsthaler Gesellschaft m.b.H. & Co KG, 4400 Steyr, Österreich
Satz: Smartworx, Linz
Umschlaggestaltung: Die Besorger, mediendesign & -technik, Steyr

Inhalt

Einführung 7

I. Der Fall Jakob –
Alopecia totalis nach einem seelischen Schock 17

Der erste Versuch: Grenzwellenbestrahlung 20

Der zweite Versuch: Thujatropfen 32

Der dritte Versuch: Tübinger Haarwein 33

Der vierte Versuch: Bestrahlen mit Kurzwellen 39

Der fünfte Versuch: Cortisonhaarwasser 42

Der sechste Versuch: Protein-Haarwasser 56

Der siebte Versuch: Quarzlampenbestrahlung 62

Der achte Versuch: Massage + Frischzellen 66

Der neunte Versuch: KUF-Reihen 79

Der zehnte Versuch: Neuraltherapie mit Impletol 102

Der elfte Versuch: Überwärmungssalbe Akrotherm 111

Der zwölfte und erste erfolgreiche Versuch:
Wickel mit Weißkraut 117

Nachbetrachtung –
Alopecie ist ein Lymphproblem 141

II. Der Fall Anna-Lena 167

Schlussbetrachtung 172

Literaturverzeichnis 180

Einführung

Der kreisrunde Haarausfall, in der Medizinersprache Alopecie genannt, ist eine alte Krankheit.

Schon im Altertum beschäftigten sich Heilkundige mit dem seltsamen Phänomen, dass plötzlich Kopfhaare kreisrund ausfallen, und zwar unaufhaltsam, bis kein Haar mehr auf dem Kopf wächst. Das merkwürdige Vorkommnis blieb den gelehrtesten Köpfen unter den Medizinern im alten Griechenland ein Rätsel.

Einer der berühmtesten Rätselrater in Sachen Alopecie war der griechische Arzt Hippokrates (um 400 v.Chr.), einer der maßgeblichen Mediziner seiner Zeit. Auch Hippokrates kam der geheimnisvollen Krankheit nicht auf die Spur. Er fand für den mysteriösen Haarausfall weder eine plausible Erklärung noch ein Heilmittel. Immerhin gab er der Krankheit ihren bis heute gültigen Namen: Alopecia (oder Alopecie) = *Fuchsräude,* griechisch *Alopex,* der *Fuchs.* Mehr konnte Hippokrates nicht tun. Und so ist es geblieben durch die Jahrhunderte hindurch bis heute.

Ganz gleich, ob man die Wiege der Heilkunst im alten Ägypten (Der Spiegel Nr. 12/2009) oder im alten Griechenland sieht, die Krankheit Alopecie ist heute immer noch das, was sie im Altertum war: ein großes dermatologisches Rätsel.

Konsens herrscht nur darüber, dass die Krankheit gutartig ist und nicht übertragbar. So viel ist sicher: Alopecie hat mit einer Infektion nichts zu tun und ist daher auch nicht ansteckend.

Bemerkenswert ist, dass unter den altägyptischen pharmakologischen Papyrusrollen, welche britische Forscher zur Zeit analysieren, sich die Empfehlung findet, bei mangelndem Haarwuchs einen Salatkopf auf das schüttere Haupt zu legen, um das Wachstum der Haare anzuregen (Der Spiegel, ebd.). Es wird sich zeigen, dass die einzig wirksame Hilfe tatsächlich aus dem Reich der Pflanzen kommt, aber nicht aus dem Salatkopf.

Häufig wird Alopecie als schicksalhaftes Verhängnis betrachtet, gegen welches kein Kraut gewachsen ist, oder als Erscheinungsform von Auto-Aggression, gegen die keine Medizinerkunst etwas ausrichten kann. Aber das trifft auf den kreisrunden Haarausfall nicht zu, wie im Folgenden gezeigt werden soll.

Alopecie ist weder ein schicksalhaftes Verhängnis noch die Folge einer Infektion noch Zeichen einer Auto-Aggression. Das Stichwort heißt hier vielmehr Kolloid-Chemie. Und was es damit auf sich hat, soll später erläutert werden. Krankhafter Haarausfall ist verständlicherweise ein Grund zur Trauer, auch wenn kahl geschorene Köpfe heute Mode geworden sind. Aber ob einer seine Haare freiwillig abrasiert oder ob er gar keine Wahl hat, weil die Haare von selber ausfallen, macht einen großen Unterschied. Ich glaube nicht, dass auch nur einem Betroffenen sein pathologischer Haarausfall gefällt. Frauen und junge Mädchen leiden erheblich darunter, wenn sie feststellen müssen, dass ihnen die Haare unaufhaltsam büschelweise ausfallen. Aber auch gestandene Männer sind nicht gerade glücklich, wenn eine Alopecie sie heimsucht.

Bei allem Streben nach Originalität ist in diesem Fall eine schlichte Normalität eher erstrebenswert. Und normal ist es nun einmal, Haare auf dem Kopf zu haben.

Mehr noch: Dichtes Kopfhaar galt und gilt als Ausweis von Gesundheit, Schönheit und Kraft. Einstmals waren lange Haare ein Zeichen königlicher Würde, denn nur Könige und Freie durften die Haare lang tragen (sofern sie welche hatten), Unfreie nicht. Sklaven und Leibeigenen wurden die Haare ratzekahl weggeschoren.

Der berühmteste Langhaarige des fernen Altertums war ein gewisser Samson (auch Simson geschrieben), der (um 1000 v.Chr.) zum Zeichen seiner Frömmigkeit seine Haare nie schneiden ließ. Angeblich war Samson ein unbezwinglicher Kraftbolzen, der richtige Heldentaten vollbracht haben soll, wie im Alten Testament erzählt wird. So soll Samson einmal allein mit seinen Händen einen Löwen in Stücke gerissen haben (Buch Richter). Als jedoch Dalila, seine Geliebte, ihm eines Nachts die Haare abschnitt, verlor Samson seine ganze Kraft, er wurde von seinen Feinden besiegt und geblendet. Erst als seine Haare wieder nachwuchsen, kam Samsons alte Kraft zurück und der Kerl brachte ganz allein einen heidnischen Tempel zum Einsturz, indem er die Tempel-Säulen einfach von Hand zerschmetterte.

Die Samson-Geschichte lässt sicher viele Deutungen zu, auffallend ist der Zusammenhang von Haarwuchs und Kraft.

Im Gegensatz zu Samson war die englische Königin Elisabeth I. (1533–1603) nicht berühmt wegen ihrer Haare, sondern im Gegenteil wegen ihrer Haarlosigkeit. Die Königin hatte als junges Mädchen nach einem »hitzigen Fieber«, so heißt es, alle ihre Haare verloren und sie trotz ärztlicher Bemühungen nie wieder bekommen. Nie mehr wuchsen die Haare der Königin nach und Elisabeth I. blieb bis an ihr Lebensende eine traurige kahlköpfige Monarchin, die stets eine (prächtige) Perücke trug.

Wenn die Haare kreisrund büschelweise ausfallen, sprechen die Mediziner wie erwähnt von *Alopecie* mit dem Zusatz *areata* oder *totalis* bzw. *universalis,* je nachdem, wie umfassend der Haarausfall sich darstellt: A. areata wird der flächige, aber nicht vollständige Haarausfall am Kopf genannt, A. totalis die völlige Kahlheit, A. universalis der komplette Verlust der Körperbehaarung, also die Haarlosigkeit von Kopf bis Fuß.

Das Klinische Wörterbuch Pschyrembel (1994) differenziert Alopecie noch weiter und unterscheidet zehn Arten davon: Alopecia androgenetica, areata, atrophicans, mechanica, medicamentosa, postpartualis, praematura, seborrhoica, specifica und symptomatica diffusa. Diese Unterscheidungen klingen interessant, sind aber wenig hilfreich, denn sie lassen das Grundproblem der Alopecie vollkommen außer Betracht, nämlich deren kolloidale Voraussetzung.

Da das Grundproblem nicht genannt, weil nicht gesehen wird, fallen die Therapievorschläge des Klinischen Wörterbuchs denn auch bescheiden aus: Haartransplantationen für Männer und östrogenhaltige Haarwässer für Frauen oder Cortisongaben bzw. Kontaktallergene. Letzteres geschieht in der Absicht, eine Entzündung künstlich hervorzurufen, auf dass diese die Haarwurzeln aktiviere.

Dass eine Entzündung den Körper zu einer bestimmten Reaktion zwingt, ist eine richtige Überlegung, die kannte schon der alte Bauer Baunscheidt im 19. Jahrhundert (Karl Baunscheidt 1809–1874). Er stichelte mit einem spitzen Gerät die Haut und rieb die Hautöffnungen dann mit einem entzündungsfördernden Öl ein. Wie groß oder klein seine Heilerfolge waren, ist nicht überliefert. Der Gedanke, die Haut zu einer Reaktion zu zwingen, ist nahe liegend, in diesem Fall aber einen entscheidenden Schritt von der Lösung des Problems Alopecie entfernt. Das soll im Laufe des ersten Falles (Fall Jakob) näher beleuchtet werden.

Letztlich gehen alle bisher bekannten Vorschläge am Grundproblem der Alopecie vorbei. Auch mir wäre das Grundproblem verschlossen geblieben, wenn mein ältester Sohn als kahlköpfiger Vierzehnjähriger nicht mit Selbstmord gedroht hätte.

Gewöhnlich entwickelt sich eine Alopecie erstmal als A. areata und erst nach und nach weiter zu A. totalis, d. h. bis kein Haar mehr auf dem Kopf wächst und eine vollständige Kahlheit erreicht ist. Das gefürchtete Wort *Glatze* (Calvities) drängt sich dann auch bei Kindern auf und es bleibt den Alopeciekranken kein anderer Ausweg, als irgendwelche Therapieversuche zu unternehmen oder die Kahlheit mutig zu ertragen oder sie zu verdecken mittels Kappe/Perücke/Tuch und auf Selbstheilung zu hoffen, die ganz selten eintritt.

Entgegen mancher Beteuerung leiden Männer genauso unter einer Alopecie wie Frauen, auch wenn Männer das selten zugeben. Männer leiden ja schon, wenn Geheimratsecken entstehen, die sie ängstlich beobachten, ob sie größer werden oder nicht. Männer leiden, wenn auf Hauptes Mitte eine Tonsur entsteht, die sie morgens im Spiegel sorgfältig kontrollieren. Notfalls verweisen sie auf berühmte Kahlköpfe wie Julius Cäsar oder neuerdings auf einen international anerkannten Fußball-Schiedsrichter oder auch auf kahlköpfige Schauspieler oder Politiker.

Manche Männer kämmen ihre letzten schwachen Haare noch quer über den fast kahlen Schädel, was die Not mehr unterstreicht als mildert. Oder sie folgen dem italienischen Ministerpräsidenten

Silvio Berlusconi, der sich Haarwurzeln umpflanzen ließ (Der Spiegel Nr. 11, 2009). Ob das auf Dauer hilft, bleibt abzuwarten. Zweifel sind erlaubt. Eine Heilung sieht anders aus.

Das Beispiel Berlusconi zeigt, dass auch ältere Herren noch den Traum vom dichten Haarschopf träumen. Dahinter steckt nicht nur der Wunsch, auch im vorgerückten Alter für junge Damen noch attraktiv zu sein, sondern das schlichte Bedürfnis nach Normalität. Und zur Normalität gehören nun einmal Haare auf dem Kopf.

Aber nicht der gewöhnliche Altershaarausfall ist die große haarige Heimsuchung, auch wenn er gewöhnlich mit dem unerfreulichen Gelbwerden der Zähne einhergeht, sondern der krankhafte Haarausfall in jungen Jahren, denn es kann jeder Mann und jede Frau in jedem Alter davon betroffen werden.

Es ist ein Jammer, wenn junge Leute zusehen müssen, wie ihr Haar in *kreisrunden* Flächen *büschelweise* ausfällt, so lange, bis kein Haar mehr auf dem Kopf wächst und auch Augenbrauen und Wimpern ausfallen.

Die Brutalität des kreisrunden Haarausfalls besteht darin, dass die Haare unerbittlich *büschelweise* ausfallen und dass dieses büschelweise Ausfallen in aller Regel weitergeht bis zum bitteren Ende. *Büschelweise, kreisrund* und *unaufhaltsam* sind die drei schlimmen Charakteristika einer Alopecie.

Mit diesen drei schlimmen Charakteristika wurde ich erstmals konfrontiert, als mein ältester Sohn im Alter von fünfeinhalb Jahren plötzlich seine kräftigen blonden Haare zu verlieren begann.

Nie war in unserer Familie bis zu diesem Zeitpunkt etwas Vergleichbares aufgetreten, nie so ein seltsamer Haarausfall. Das dichte weizenblonde Haar des fünfjährigen Kindes war eine wahre Zierde, bis wie aus heiterem Himmel eines Tages die schönen Haare ihren Halt zu verlieren begannen. *Büschelweise* fielen sie aus und zwar *kreisrund* und nach wenigen Jahren war der Kopf des Kindes kahl. Kein einziges Resthaar war auf der zarten Kopfhaut geblieben und dann fielen auch noch Brauen und Wimpern aus.

Für diesen seltsamen Prozess fanden die Ärzte keine Erklärung, keinen Anhalt, keinen Hinweis. Aber so etwas Fürchterliches musste eine Ursache haben, grundlos beginnt so eine Katastrophe nicht. So meine Vermutung.

Vier Wochen vor dem ersten ausgefallenen Haarbüschel hatte der kleine Jakob einen seelischen Schock erlitten. Der Junge war auf dem Heimweg vom Kindergarten mittags um halb zwölf von zwei unbekannten Jugendlichen überfallen, misshandelt und grausam zusammengeschlagen worden. Vier Wochen danach fielen die ersten Haare aus.

Sofort gingen wir zum Arzt, um ohne Zeitverlust etwas gegen das seltsame Übel zu unternehmen. Der namhafte Hautarzt fragte nichts. Er fragte weder nach einem schlimmen Vorkommnis noch sonst nach etwas, gerade wie die anderen neun Ärzte, die wir im Lauf der Jahre konsultierten. Die Ärzte fragten nichts, wohl weil sie eine Alopecie für unerklärlich hielten.

Ich aber nicht.

Ich suchte nach einer Erklärung. Es musste eine Ursache für diesen unerbittlichen Haarausfall geben, davon war ich überzeugt, obwohl keiner der Ärzte eine Ursache in Betracht zog. Sie versuchten nur immer andere Therapien, es wurde probiert und probiert, aber alle Versuche brachten nichts und eine Erklärung schon gar nicht.

In neun Jahren haben wir elf verschiedene schulmedizinische (und auch andere) Therapien probiert, ohne den geringsten Erfolg. Im Gegenteil: Der Zustand des Kindes verschlechterte sich von Jahr zu Jahr. Das Längenwachstum stoppte ab dem zehnten Lebensjahr, das heißt fünf Jahre nach Beginn der Alopecie, dann stoppte die Zahnentwicklung, dann wurden Jakobs Muskeln schlapp und seine Knochen brüchig und eine Reihe von Allergien entstanden. Und höchst beunruhigend dann dies: Als Jakob vierzehn Jahre alt war, zeigte sich nicht die geringste Spur von Pubertät.

Für all das fanden die Mediziner keine Begründung. Und ob es für all die Einzelprobleme einen Gesamtzusammenhang gab, blieb eine unbeantwortete Frage.

Nur einer der Ärzte sprach von der *Vergreisung* des Kindes, ohne eine Begründung dafür zu haben. Es hieß wie immer nur, eine klare *Ursache* für Alopecie sei nicht bekannt, eine *kausale* Therapie ebenso wenig, und die Vergreisung des zwölfjährigen Jungen war halt nun mal rätselhaft, rätselhaft wie die Alopecie überhaupt. Mehr als probieren und immer wieder probieren könne man nicht, sagten die Ärzte unabhängig voneinander, aber mit erschreckender Einmütigkeit. Im Prinzip ging es immer nur darum, entweder die Haarwurzeln zu aktivieren (irgendwie) oder die Durchblutung zu fördern.

Mit vierzehn Jahren war der Junge nach neun Jahren Alopecie ein Wrack. Er war längst nicht nur vollkommen kahl, sondern auch auffallend klein, er hatte noch Milchzähne, schlappe Muskeln, brüchige Knochen und die Pubertät schien an ihm spurlos vorüberzugehen.

Niemand sah einen Zusammenhang zwischen Wachstumsstörungen und Haarwuchsstörung. Die Probleme galten als unlösbar und unbegründbar. Und ich war eine Weile bereit, mich damit abzufinden.

Aber als Jakob Selbstmordabsichten äußerte, hatte ich keine Wahl: Ich musste mir etwas einfallen lassen, und zwar schnell. Ich musste auf eigene Faust versuchen, die verdammte Krankheit zu besiegen. Ich hatte von Alopecie keine Ahnung, aber ich erlaubte mir, selber zu denken.

Erste Überlegung: Die moderne Medizin weiß in Sachen Alopecie nichts, also blieben nur die Alten.

In drei naturmedizinischen Schriften, die in meinem Bücherschrank seit Jahren vor sich hingammelten, suchte ich Rat. Leider kamen unsere Schlüsselbegriffe in den Schriftwerken gar nicht vor: *Alopecie* und *kreisrunder* Haarausfall suchte ich vergebens, ebenso die Begriffe *Wachstumsstörungen* oder *ausbleibende Pubertät*.

Ich musste die alten Schriften daher anders befragen, ich musste sie *elementar* befragen. Zum Beispiel: Was taten die Alten früher, vor Erfindung der modernen Medizin, wenn sie *schwer* krank waren und nicht weiter wussten? Was taten zum Beispiel Bäuerinnen in abgelegenen Gegenden, wenn sie wegen einer Krankheit verzweifelten, keinen Arzt fanden, aber unbedingt helfen wollten? Was taten sie zum Beispiel bei Wundrose oder bei Geschwüren, bei Furunkeln und Karbunkeln? Was taten sie bei Altersbrand? Was taten sie überhaupt bei schwierigen Hautproblemen oder bei solchen, die sich auf der Haut abspielten, aber vielleicht tiefer liegende Ursachen hatten.

Das wollte ich wissen.

Ich fragte also nicht nach Haarausfall und Wachstumsstörungen, nicht nach Allergien und Muskelschwäche, denn wenn es den Alten gelang, einen Altersbrand zu heilen, dann war es ihnen gelungen, die tiefer liegenden Prozesse des Altersbrands mitzuheilen. Also musste es gelingen, mit Hilfe einer altbewährten Methode auch die tiefer liegenden Prozesse einer Alopecie zu heilen, auch wenn ich diese tiefer liegenden Prozesse nicht durchschaute.

Mir schien, letztlich ging es wahrscheinlich gerade um diese tiefer liegenden Prozesse, für die niemand einen Namen hatte. Die Begriffe Kolloidchemie oder kolloidale Interzellularsubstanz lagen noch fern.

Natürlich scheint es auf den ersten Blick nicht logisch, eine Alopecie wie eine Wundrose oder einen Altersbrand heilen zu wollen, Haarausfall ist schließlich etwas anderes. Aber wenn es im Wesentlichen immer nur darauf ankam, die verborgenen tiefer liegenden Prozesse zu kurieren, dann musste es gelingen, Jakobs Alopecie ebenso zu kurieren, egal wie die tiefer liegenden krankhaften Prozesse jeweils aussahen. Mir schien, diese Unterschiede waren zweitrangig. Meine Großmutter hatte im Laufe ihrer ein halbes Jahr dauernden Wundrose auch die Haare verloren. Es gab also verborgene Zusammenhänge.

Die Bestätigung erhielten wir am vierten Tag.

Denn am vierten Tag unseres altmodischen Therapie-Versuchs erschienen auf Jakobs Kopf bereits die ersten Härchen. Und nach vier Monaten war der Junge geheilt – nach neun Jahren Alopecie und elf gescheiterten Versuchen der etablierten Mediziner.

Jakob war nicht nur geheilt von der Alopecie, sondern auch von allen anderen Mängeln und Nöten, unter denen er zugleich gelitten hatte.

So fundamental griff die alte Methode ins Geschehen ein.

Das durfte viele Jahre später (im Winter 2008/09) auch eine Lehrerin erfahren, die als fünfzehnjährige Schülerin ihre Haare erstmals flächenhaft verloren hatte und als zwanzigjährige Studentin völlig kahl war, auch Brauen und Wimpern hatte sie eingebüßt (s. Fall Anna-Lena).

Die junge Frau (Jahrgang 1969) hatte, als sie mich aufsuchte, schon viele Therapien hinter sich – ohne Erfolg. Deshalb trug sie außer Haus eine Perücke. Erschwerend kam hinzu, dass Anna-Lena* seit Jahren obendrein an einer Ganz-Körper-Neurodermitis litt und ohne Kortison nicht leben konnte.

Dass es gelang, beide Probleme in kurzer Zeit zu lösen, die Neurodermitis wie die Alopecie, konnte sie kaum fassen. Ihre Neurodermitis besiegte sie mit jener Methode, die in meinem Buch *»Neurodermitis / weder Allergie noch Atopie«* ausführlich geschildert wird. Anna-Lenas größte Freude aber waren die wieder gewonnenen dunklen Haare einschließlich Brauen und Wimpern.

----

* Aus datenschutzrechtlichen Gründen wurden die Personennamen geändert.

I. Der Fall Jakob
Alopecia totalis nach einem seelischen Schock

Vielleicht wäre alles anders gekommen, wenn der kleine Jakob beim Spielen nicht in eine ungesicherte Baugrube gefallen wäre. Der Sturz war so unglücklich, dass sich der fünfeinhalbjährige Junge den rechten Arm brach.

Das gebrochene Ärmchen wurde in der Ambulanz fachmännisch eingegipst. Aber da es sich um einen komplizierten Bruch nahe dem Handgelenk handelte, musste der Arm vollständig eingegipst werden, von der Handwurzel bis hoch zur Schulter. Dieser unförmige Verband musste sechs Wochen dranbleiben, was die Bewegungsfreiheit des Kindes erheblich einschränkte.

In der dritten der sechs Gipsverbands-Wochen geschah etwas Unvorstellbares: Das Kind mit dem schweren Verband wurde auf dem Heimweg vom Kindergarten von unbekannten Jugendlichen überfallen, misshandelt und grausam zusammengeschlagen. Die Kerle prügelten auf das Kind ein – einfach so, sie kannten den kleinen Jakob gar nicht, hatten einfach bloß ihren Spaß.

Das Kind erlitt einen seelischen Schock.

Gerade an diesem Tag hatte Jakob mich morgens gebeten, ihn mittags nicht abzuholen vom Kindergarten, weil alle seine Kameraden mittags allein nach Hause liefen. Wer nicht allein nach Hause lief, galt als Mammakindle. Und Jakob wollte kein Mammakindle sein. Er werde um halb zwölf loslaufen und um Viertel vor zwölf zu Hause sein, er werde nicht trödeln, hatte er gesagt.

In der Nacht hatte es geschneit. Ich hatte ein ungutes Gefühl, aber ich hatte Jakob mein Ehrenwort gegeben. Und ein Ehrenwort muss man halten. Als ich um Viertel vor zwölf das Mittagessen vorzubereiten begann, war Jakob noch nicht da, auch nicht um zwölf. Als ich fünf nach zwölf endlich aus dem Haus rennen wollte, stand Jakob vor der Tür. Aber wie stand er da?

Die Mütze über das Gesicht gezogen, herunter bis zum Kinn, das Mäntelchen schief über dem Gipsverband, stumm stand er da, sagte kein Wort, keinen Ton, wartete, bis ich ihm die Mütze abnahm.

Das Gesicht des Kindes war entstellt, als habe ein Boxkampf über zehn Runden stattgefunden, es war blutig verquollen und zerschunden. Aber warum? Wer hat das getan? Wer tut so etwas? Welche Bestien richten ein Kind so zu? Was sind das für Kerle, die ein wehrloses Kind mit einem Gipsverband überfallen?

Ich war ratlos und wusste nicht, was das Kind in diesem Augenblick von mir erwartete: Trost und Hilfe oder Rache?

Ich entschied mich für die Rache. Leider.

»Jakob will gerächt werden«, dachte ich, »eine starke Mutter rächt ihr Kind sofort, sie zögert nicht, solche Dreckskerle zur Rede zu stellen und zu verprügeln.«

Am liebsten hätte ich sie totgeschlagen, erwürgt, aus der Welt geschafft. Ich sah dunkelrot.

Und tat etwas Unbegreifliches: Ich packte das Kind, zerrte es ins Auto, raste zurück zum Kindergarten. Natürlich war niemand mehr zu sehen, auch nicht in den Nebenstraßen, als sei die Siedlung ausgestorben.

Jakob auf dem Beifahrersitz konnte nicht sagen, auf welchem Weg die Burschen gekommen waren, er wusste gar nichts mehr, konnte nicht sprechen.

Zu Hause war der Teufel los.

Der halbjährige Luca schrie, er müsste längst gefüttert werden. Das Sauerkraut war angebrannt und die Spätzle zerkocht und Luca schrie immer noch, als die siebenjährige Hadwig aus der Schule kam und Robert aus dem Büro. Um halb eins sollte gegessen werden, Robert musste um halb zwei zurück zur Arbeit.

Jakob verkroch sich in sein Bett, wollte nichts essen, nichts trinken, nichts sagen, nur im Bett liegen.

Erst nach dem Mittagessen konnte ich mich um Jakob kümmern und seine Wunden versorgen. Jakob wollte nur tief unter der Decke liegen und niemanden sehen und nichts sagen. Er wollte auch keinen Trost, wollte nicht berührt werden, wollte nur unsichtbar unter der Decke liegen.

Mir wurde klar: Ich hatte alles falsch gemacht. Alles.
Ich hätte, statt in der Gegend herumzufahren, das misshandelte Kind in die Arme nehmen und trösten sollen, ich hätte nicht nach Rache und Gerechtigkeit schreien, sondern das Kind streicheln und beruhigen sollen.

Aber ich bin als Kind nie gestreichelt und getröstet worden. Wenn ich Kummer hatte und weinte, wurde ich ausgelacht. Meine Mutter war zu früh gestorben, ich war vier, als sie beerdigt wurde und mit ihr meine Kindheit.

Aber ich bin nie überfallen worden.

Was geschah mit Jakob jetzt? Er sagte kein Wort. Und ich wagte nicht, ihn etwas zu fragen. Vorläufig blieb er zu Hause, bis sein gebrochener Arm vom Gips befreit werden musste.

In der Ambulanz nahm Jakob den dünnen weißen Stecken, der unter dem Gips zum Vorschein kam, erstaunt als seinen rechten Arm entgegen. Und am nächsten Tag ging er wieder in den Kindergarten, weil die Kinder vor Ostern ein Frühlingsfest feiern wollten.

Die Schlüsselblumen leuchteten auf der Wiese, als wir ankamen, viele Buben und Mädchen sprangen kreischend herum. Jakob ließ, als er seine Kameraden sah, meine Hand los und ging auf die Kinder zu. Da erhob sich ein lauer Frühlingswind, bauschte Röcke und Haarschöpfe und da sah ich, was ich nicht sehen wollte und begriff, was ich nicht begreifen wollte: Mitten in Jakobs Haar, an der stärksten Wölbung des Hinterkopfes, glänzte ein kahler Fleck, eine kleine Fläche, kreisrund, haarlos.

Als legte mir jemand ein Würgeisen um den Hals, so starrte ich auf das kahle Stück Kopfhaut. Auch die Kindergärtnerin hatte die markstückgroße Lücke in Jakobs Haar bemerkt und flüsterte: Gehn Sie *sofort* zum Arzt! Das ist eine furchtbare Krankheit! Und wenn Sie nicht *sofort* etwas tun, geht die Krankheit weiter und weiter, bis …

… bis auf dem Kopf kein Haar mehr wächst?

Die Kindergärtnerin antwortete nicht, nannte nur einen namhaften Hautarzt und beschwor mich, sofort nach Ostern mit Jakob den Arzt aufzusuchen, den besten der Stadt.

Der erste Versuch: Grenzwellen

Das Wartezimmer des namhaften Hautarztes war überfüllt.

Als Jakob nach stundenlangem Warten an die Reihe kam, wirkte der Arzt müde und lustlos, griff mit groben Händen nach Jakobs Kopf, drehte den Kopf hin und her, als handle es sich um einen Gegenstand im Anatomie-Unterricht. Jakob erschrak unter diesen groben Händen.

Ich wollte wissen, wie die Krankheit heiße, wodurch sie verursacht werde und welche Therapie es gebe. Statt zu antworten, murmelte der Doktor etwas Unverständliches und befahl seiner Helferin: »Bestrahlen!«

»Bestrahlen? Hilft das denn?«, fragte ich.

Der Arzt sah mich unwillig an. Mit dieser Krankheit mache jeder Dermatologe seine Erfahrung, aber ob etwas helfe, wisse man im Voraus nie, nur müsse man schließlich etwas tun.

Ob das heiße: irgendetwas?

Der Doktor sah mich eisig an. Was er anordne, sei *lege artis,* sagte er und begab sich ins nächste Sprechzimmer. Die Helferin geleitete Jakob in den Bestrahlungsraum und gebot mir, draußen zu bleiben.

Was für Strahlen mussten das sein, die eine Haarlücke wegzaubern konnten? Von Wunderstrahlen hatte ich noch nie gehört. Als Jakob nach fünf Minuten wieder kam, fragte ich die Helferin, was das für Strahlen waren, Höhensonne wohl nicht.

»Nein«, sagte das Mädchen lächelnd, »Höhensonne natürlich nicht.«

»Sondern?«

Der Chef kam. »Es sind Grenzwellen«, sagte er knapp.

»Grenzwellen? Auf der Grenze zu was?«, wollte ich denn doch wissen.

»Zu Röntgenstrahlen«, sagte der renommierte Arzt, seine Ungeduld mühsam verbergend. – »Zu Röntgenstrahlen?«

Ich verbarg mein Entsetzen nicht.

»Ganz recht«, sagte der Doktor, »Grenzwellen bewegen sich auf der Grenze zu Röntgenstrahlen, wir bestrahlen jede Woche fünf Minuten lang, vier bis acht Wochen. Dann muss man sehen.« Der Doktor sprach im Befehlston.

Grenzwellen auf dem Kopf eines Kindes? – Das soll helfen?

Garantieren könne niemand.

»Hatten Sie mit dieser Methode schon mal Erfolg?«

»Nein, aber es gibt keine andere«, sagte der Doktor.

»Und die schädlichen Wirkungen?«

Darüber sei nichts bekannt.

Augenblicklich wurde ich von einem irrsinnigen Zorn gepackt: »Herr Doktor, das heißt, eventuelle Schäden sind nicht bekannt, aber möglich. Ein Erfolg ist möglich, aber nicht bekannt. Vielleicht sind die Aussichten auf Schäden größer als die Aussichten auf Erfolg – *lege artis?*«

»Das sind nichts als Spekulationen«, sagte der Arzt.

»Sind Grenzwellen am Kopf keine Spekulation?«

Jakobs Augen irrten zwischen dem Arzt, der Helferin und mir hin und her.

»Wir setzen diese Therapie nicht fort, Herr Doktor.«

»Das ist Ihre Entscheidung, es ist Ihr Sohn.«

»Ganz recht.«

Grußlos entfernten sich Arzt und Helferin. Grußlos verließen Mutter und Sohn die Praxis des namhaften Arztes.

»Wa – wa – was sind Grenzwellen?«, fragte Jakob, als wir nach Hause fuhren, wo Hadwig seit Stunden den kleinen Luca hütete.

»Das weiß der Doktor selber nicht, soll er sich selber Grenzwellen verordnen.« Der Gedanke gefiel Jakob.

Wie kam ich dazu, einem anerkannten Fachmann zu widersprechen? Was qualifizierte mich zu meinem Widerspruch? Seit wann steht einer schlichten Hausfrau in Fragen der Dermatologie ein Ur-

teil zu? Wo kämen wir hin, wenn jede Mutter sich dergleichen an-
maßte?

Andererseits: Warum sollte ich nicht fragen dürfen, wie die Philo-
sophen einst lehrten: »Ohn' Ansehen von Person und Stand, ohne
Furcht vor Autoritäten?« Ja, ich fragte weiter: Warum ist an Jakobs
Kopf eine kahle Stelle entstanden und nicht vielmehr nicht?

So hätte Martin Heidegger gefragt, wenn ihn die Frage interessiert hätte. Was um alles in der Welt hat zu dieser seltsamen Haarlücke geführt? Welche Prozesse müssen unter der Haut vorgegangen
sein? Oder waren noch im Gang? Der Doktor hat dazu nichts gesagt, er hat die Frage gar nicht gestellt. Es interessierte ihn gar nicht,
wann oder *wonach* oder *wodurch* die Lücke auftrat.

Wüsste ein anderer Arzt mehr über diese Krankheit? Fiele einem
andern Dermatologen mehr ein als Grenzwellen zu Röntgenstrahlen? Welchem anderen? Wie viele Ärzte musste ich aufsuchen, bis
ich den einen traf, der mehr wusste? – Falls es einen gab, der mehr
wusste?

Halten wir fest: Überfall – *seelischer Schock* – Haarlücke.

Das war die Reihenfolge.

Zwischen seelischem *Schock* und Haarlücke lagen vier, fünf Wochen. Gab es da einen Zusammenhang? Falls ja: Wie hieß das Verbin-
dungsstück zwischen Schock und Haar? Zwischen Kinderseele und
Kinderkopf und Kinderhaar? Wer auf dieser Welt kannte die Antwort?

Laien sollen sich kein Urteil anmaßen in medizinischen Fragen,
ja gut. Aber man wird noch fragen dürfen. Zum Beispiel: Was ist
ein *seelischer* Schock – *physiologisch?* Wie wirkt ein *seelischer* Schock
auf den *Körper zurück?*

Oder: Was geschieht im Kopf im Augenblick eines seelischen
Schocks? Und geschieht, was im Kopf geschieht, nur im Kopf oder
verteilt sich das im ganzen Körper? Und wenn ja: Wie? Weshalb?
Wodurch?

Das ist wohl die entscheidende Frage: Wie hängen im Extremfall
Seele und Körper zusammen? Seele und Haut, Seele und Haar?

Warum wirkt sich ein *seelischer* Schock gerade auf der *Haut* aus?
Die Haut ist der Spiegel der Seele, hab ich mal gelesen, ja schön,

aber diese Feststellung ist vage. Ich müsste es genauer wissen. Viel genauer.

Frage: Was hat sich an Jakobs Haut sichtbar verändert seit dem Schock, abgesehen von den Wunden, die langsam verheilen? Eigentlich nichts.

Aber vielleicht im Untergrund der Haut? Vielleicht dort, wo das Haar wurzelt? Wo genau wurzelt das Haar?

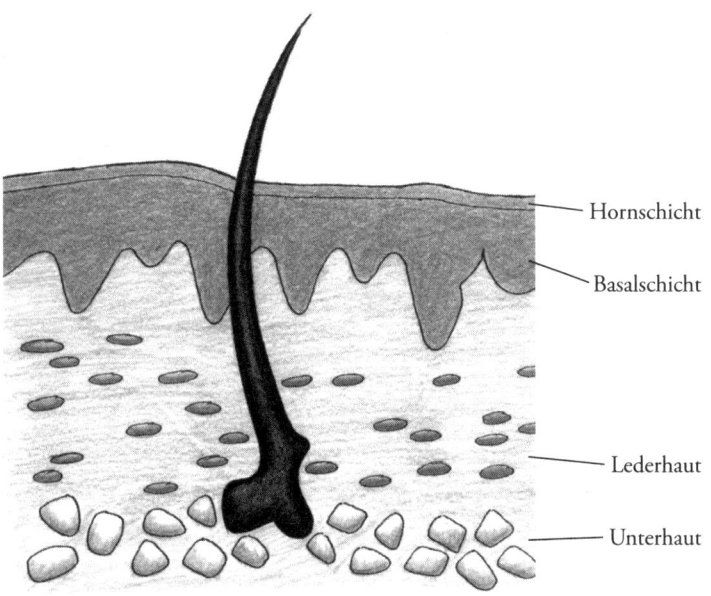

Hornschicht

Basalschicht

Lederhaut

Unterhaut

Die Haut hat drei Schichten: Unterhaut, Lederhaut, Oberhaut (Subcutis – Cutis – Epidermis). Das Haar wurzelt zwischen Unterhaut und Lederhaut. Also muss genau dort die Katastrophe sich ausgewirkt haben, zwischen Unterhaut und Lederhaut. Aber warum? Und was hilft es, das zu wissen? Nichts. Wo steht, wie sich ein Seelenschock auf den Bereich Unterhaut – Lederhaut auswirkt?

Wahrscheinlich wurde die Frage noch nie gestellt.

Aber die Frage schreit in meinem Innern, nachts schreit es in mir: Was ist ein *seelischer* Schock *physiologisch?* Bitte, ich muss das wissen.

Welcher Arzt kann mir das sagen? Welcher Arzt weiß, weshalb ein seelischer Schock gerade auf Haut und Haare wirkt? Warum fallen keine Zähne aus? Warum brechen keine Knochen? Warum wird man nicht blind? Oder blöd oder kriegt Bauchweh? Nein, Haare am Kopf fallen aus. Warum??

Lernen Ärzte sowas im Studium? Eigentlich gehört diese Frage doch zu den Grundfragen menschlicher Existenz: Wie wirken Körper und Seele zusammen? Ärzte müssten das wissen, sie behandeln schließlich keine seelenlosen Wesen, sondern immer einen beseelten Leib. Ärzte können davon nicht absehen. Und doch tun sie es offenbar.

Ich hätte den Hautarzt genauer befragen sollen, aber dafür war keine Zeit. Der Mann hatte keine Lust, Fragen zu beantworten. Und nun?.

Vorläufig wollen wir den Überfall, das Unglück, den Heimweg, den Schock ... aus unserem Bewusstsein streichen. Und keiner soll je wieder daran rühren. Wir wollen die Erinnerung daran löschen, ein für alle Mal. Vielleicht hilft das.

Aber selbst wenn Jakob das Erlebnis vergaß – vergaß auch sein Körper? Vergisst ein Körper überhaupt etwas? Vergisst ein Körper Schmerzen? Vergisst ein Körper Erfahrungen? Wo werden die Erfahrungen eines Körpers gespeichert? Wo sitzt das Körpergedächtnis? Wo liegt sein Erfahrungsdepot? Welche Nerven bleiben alarmiert? Für wie lange? Und wie viel Energie kostet ein Dauer-Alarm?

Neulich, in der Sonntagsbeilage unserer Zeitung, las ich etwas von aufgestauter Energie, die in einer gefährlichen Situation sich bildet. Die aufgestaute Energie müsse unbedingt abgerufen und benutzt werden, hieß es, denn bereitgestellte Energie wolle hinaus, werde sie nicht abgerufen, dann entstehe *Stress* im eigentlichen Sinn, im unguten Sinn. Denn negativer Stress führe zu *gerinnenden Körpersäften*.

Bitte, was heißt: gerinnende Körpersäfte?

In der Beilage stand auch etwas vom *Versauern* der Gewebe. Wenn im Konfliktfall weder Flucht noch Kampf möglich seien, staue sich die Energie und tobe sich im Körper aus. Wie tobt sich eine nicht abgerufene Energie im Körper aus? Was sind die Folgen? Eine bereitgestellte Energie wolle immer irgendwo hinaus, hieß es in der Beilage, könne sie das nicht, richte sie Unheil an und zwar in den Körpersäften, die dann gerinnen!

Also: Ein unguter Stress führt zum Versauern der Körpersäfte.

Was heißt das genau? Wie wirken sich versauernde Körpersäfte im Körper aus? Irgendwie müssen sie sich auswirken, denn wenn nicht-versauernde Körpersäfte die Norm sind, dann sind versauernde Körpersäfte ungesund.

Was heißt das konkret?

Die Sonntagsbeilage lag seit Wochen beim Müll. Und der Müll auf der Deponie. Und den Verfassernamen hatte ich vergessen. Den Titel des Aufsatzes auch.

Der kahle Fleck auf Jakobs Kopf war, als ich ihn zum ersten Mal sah, markstückgroß. Passte jetzt nicht schon ein Fünfmarkstück drauf? Mal schien mir, wenn ich Jakobs Haar bürstete, die kreisrunde Aussparung habe sich vergrößert, mal nicht. Nachts träumte ich von der kahlen Stelle, die sich im Traum vergrößerte und vermehrte. In meinen Träumen sah Jakobs Kopf aus wie durchlöchert.

Aber noch konnte bei Windstille keiner sehen, dass da mitten in der Fülle ein Mangel herrschte, nur mir fiel auf, dass die kahle Stelle sich immer mehr glättete, dass die Poren verschwanden und die Haut immer dünner wurde, dass sie wie geschmirgelt aussah, wie farblos lackiert.

Aber sonst änderte sich nichts.

Jakob konnte den Tag der Einschulung kaum erwarten. Als es endlich so weit war, machten wir uns auf den Weg. Jakob hielt Abstand zu seiner Mutter, steckte die Hände hinter die Riemen seines Ranzens und trabte zehn Schritt voraus. Der Schulweg schreckte ihn nicht, das wollte er zeigen. Der Weg war kürzer als der Weg zum Kindergarten. Und Jakob war mutig. Das wollte er beweisen. Er hatte keine Angst.

Das Schulgebäude war ein lieblos hingeklotzter Kasten, der Pausenhof hässlich, ein Zwischenraum zwischen zwei Baracken, verbunden durch ein flaches Dachstück, gesäumt von ein paar jämmerlichen Büschen und einer Reihe großer Mülltonnen.

Der Rektor begrüßte die aufgeregte Kinderschar und versprach viel Schönes und Interessantes. Jakob hörte aufmerksam zu, als wolle er in diesem Haus kein Wort verpassen. Er lächelte, als freue er sich auf den Unterricht.

Doch schon am nächsten Tag war die Freude dahin.

Jakob kam mit gesenktem Kopf nach Hause, ging schweigend in sein Zimmer, hockte sich auf sein Bett und starrte zu Boden. Stumm. Verzweifelt.

Was war los? Was gab es?

Nach langer Zeit die Antwort: »Ga – ga – gar nix.«

Keine äußere Verletzung wies auf Tätlichkeiten hin. Es hatte keine Schlägerei gegeben, keinen Überfall, aber etwas war geschehen, nur was?

Nachmittags meldete sich telefonisch eine Frau Bergmann und fragte, ob ich wisse, was auf dem Schulhof los war. Ihre Tochter sei auch Erstklässlerin und gehe in Jakobs Klasse und habe alles beobachtet.

Kaum sei Jakob auf dem Schulhof angekommen, hätten ein paar ältere Schüler ihn gepackt und in eine leere Mülltonne gesteckt und immer wieder in die Tonne zurückgestoßen, sooft Jakob versucht habe, herauszuklettern. Die einen haben ihn festgehalten, die andern haben geschrien und wollten Jakob fesseln, da habe es geläutet zur ersten Stunde, niemand habe eingegriffen, kein Hausmeister, kein Lehrer, wahrscheinlich habe kein Erwachsener die Szene bemerkt. Sie rate dringend, Jakob zur Schule zu begleiten bis zur Klassenzimmertür und ihn dort wieder abzuholen, und zwar jeden Tag. Diese Siedlung sei ein sozialer Brennpunkt, ob ich das nicht wüsste. Nein, wir hatten, als wir Haus und Grundstück vor einem Jahr erwarben, uns mit der Frage gar nicht beschäftigt. Leider.

Am nächsten Morgen begleitete ich Jakob zur Schule. Jakob blieb in Schritthöhe zu mir. Auf dem Hof balgten sich wüste Kerle, dumpfe Gesichter, gierig auf Hauen und Stechen, die Faust saß denen locker. Jeder dieser Burschen konnte es gewesen sein. Jedem war die Lust auf Schlagen, Treten, Quälen ins Gesicht geschrieben. – Mit solchen Kerlen reden? Etwas von fairem Verhalten sagen? Heckten sie nicht schon wieder eine Gemeinheit aus?

In der großen Pause bewachten Lehrer den Hof. Was geschah in den kleinen Pausen? Wie gefährlich war es, in dieser Schule die Toilette aufzusuchen? Angst als erste Schulerfahrung.

Ich brachte Jakob jeden Tag zur Schule, begleitete ihn bis zur Tür des Klassenzimmers, wie Frau Bergmann geraten hatte, und holte ihn dort wieder ab, an der Klassenzimmertür, Tag für Tag, Woche um Woche.

Die Haarlücke an Jakobs Hinterkopf wurde größer und größer. Und wenn Jakob sich auf den Fußboden kniete, fiel sein Haar zur Seite und zeigte, die kahle Stelle hatte sich vermehrt, schräg über Jakobs rechtem Ohr.

War das eine Folge der Mülltonne? Eine Folge von Jakobs steter Angst? Oder fraß der Ur-Schrecken des Überfalls weiter? Saß der Ur-Schrecken unter Jakobs Haut? Und wurde potenziert durch immer neue Schrecken? Nistete sich eine Dauerangst ein, dort, wo die Haarzwiebeln sitzen? Und auch dort, wo die Kraft zum Sprechen herkommt? Und wird das alles schlimmer dank der üblen Burschen auf dem Schulhof?

»Und schreiben tut ihr noch nicht?«

»N – n – nein, da – da – das tttun wir no – noch nicht«, sagte Jakob.

Er atmete krampfhaft und beugte sich über seine Blätter, als schäme er sich der zerhackten Wörter. Er hatte immer mehr Schwierigkeiten, fließend zu sprechen. Offenbar durfte man ihm keine Fragen stellen. Auch die harmloseste Frage brachte sein Sprechen zum Stolpern. Beim Singen stolpert aber kein Mensch. »Komm Jakob, wir singen, oh wie wohl ist mir am Abend.«

Jakob sang sofort mit, laut und klar: »Oh wie wohl ist **Bier** am Abend.«

»Es heißt aber **mir** am Abend, Jakob.«

»N – n – nein, Bi – bi – bier!«, sagte Jakob, sich aufrichtend, um sogleich wieder tief sich hinunterzubeugen zu seinen Blättern.

Schon der leiseste Widerspruch verunsicherte das Kind und brachte es zum Stottern? Dann wollen wir das bleiben lassen. Wen kümmerte es, ob Bier oder mir gesungen wurde. Die Familie wird ab sofort nur noch singend sich verständigen und wird dem Buben nicht widersprechen. Und auch nichts fragen. Wenn aber doch Fragen gestellt werden, dann wie auf einer Opernbühne. Im Arienton.

Nein, das war keine gute Idee. Schon nach wenigen Tagen wurde die Singerei wieder abgeschafft. Es ließ sich nicht durchhalten. Das Beste wäre, wenn wir diese grässliche Siedlung verließen, so schnell wie möglich.

Aber das Haus hatten wir erst vor einem Jahr bezogen und einen großen Garten mit Swimmingpool angelegt, um jetzt alles schon wieder aufzugeben? Nein. Wir blieben und ich begleitete Jakob zur Schule, Tag für Tag, und übersah die tuschelnden Kerle, die sich im Schulhof herumtrieben.

Als Jakobs Klasse von den Malübungen zu den Schreibübungen überging, schaffte Jakob die Rundungen bei den Buchstaben nicht. Große Mühe kosteten ihn o und a und die Bögen bei n und m, auch u und d wollten nicht gelingen. Die Buchstaben hingen eckig und schief zwischen den Linien, nicht einer hatte die richtige Größe, nicht einer eine schöne Rundung.

Hing diese Schreib-Not mit Jakobs Sprech-Not zusammen?

Habe ich vor fünfzehn Jahren in der Schule nicht gelernt, dass benachbarte Hirnzentren einander beeinflussen, z. B. Sprachzentrum und Schreibzentrum? Und hieß es damals nicht, Schwierigkeiten beim Sprechen führten immer auch zu Schwierigkeiten beim Schreiben?

Grundschullehrern müsste dieser Sachverhalt bekannt sein. Jakob liebte seine Lehrerin und wollte von ihr gelobt werden. Er wollte gut sein und mühte sich ab. Doch die Buchstaben bewegten sich wie auf einer Wellenlinie. Willst du nicht malen heute, Jakob?

Beim Malen gab es keine Vorschriften. Malend durfte Jakob krakeln, wie er wollte. Doch malend krakelte er gar nicht, Malen ging ohne Angst, ging wie von selbst. Jakob malte ein Kind in einem Sandkasten, hineingesetzt in einen farbenfroh leuchtenden Garten. Stumm reichte er mir das Blatt, fragte nicht, ob es mir gefalle.

»Dein Bild ist wunder-wunderschön, Jakob.«

»Gefällt es dir echt?«, fragte Jakob.

Gefälltesdirecht, hat Jakob gefragt. Er hat eine Frage gestellt, ohne zu stolpern, als sei fließendes Sprechen kein Problem. Er malte sofort ein neues Bild, einen Garten mit blühenden Tulpen.

Eigentlich ging Jakob gerne zur Schule, wenn die Angst nicht gewesen wäre – Angst auf der Straße, im Pausenhof, im Unterricht, vor den großen Kerlen und Angst vor Tadel. Angst allerwege. War es ein Wunder, dass die kahlen Stellen auf seinem Kopf sich vermehrten?

Im Frühjahr 67 starb Exkanzler Adenauer hochbetagt (Jahrgang 1876), im Juni 67 protestierten in Berlin Studenten gegen den Besuch des persischen Autokraten. Es kam zu Prügeleien und zu einem Toten. Ein Student, der zu fliehen versuchte, wurde von hinten erschossen. All das nahmen wir nur am Rande wahr, denn wir hatten andere Sorgen: Die Lücken in Jakobs Haar wurden größer und größer, was auch Jakob bemerkte. Aber er sagte nichts.

Wie konnte ich dem Kind helfen? Ich musste ihm helfen, so durfte es nicht weitergehen. Aber es ging so weiter.

Nach den Sommerferien fasste Jakob neuen Mut, er lief nicht neben mir zur Schule, sondern weit voraus, um zu beweisen, dass er den Weg jetzt allein schaffte. Ich machte das Spiel mit, vergrößerte den Abstand, bis ich Jakob aus den Augen verlor. Plötzlich Geschrei.

Das Geschrei kam aus dem Schulhof. Dort umringten Kinder einen kleinen Jungen, zerrten an seinem Ranzen, rissen ihm die Mütze vom Kopf, schrieen: »Glatze! Glatzkopf! Platte!«

Ein kräftiger Kerl packte Jakob an der Schulter, kommandierte: »Sag Pfeife!«

Jakob schwieg. Der Große packte fester zu: »Sag Pfeife oder …!«

Jakob setzte an: »Pf – pf – pf – pf – pf – pfpfpf …«

Die Kinder johlten, schrien: »Zugabe!! Nochmal!«

Jakob suchte mit der Hand die Knöpfe seiner Jacke, als gelinge mit Hilfe der Knöpfe der Sprung über die Hürde: »Pf – pf – pf – pf – pf …«

Lachen. Klatschen. Schreien. Johlen. Zugabe! Nochmal!

Jakob stand bleich in ihrer Mitte. Keine Träne glitzerte in seinen Augen. Da kam das Klingelzeichen. Die Kinder rannten auseinander, zurück blieb Jakob, den Kopf gesenkt. Wollte er umkehren? Nach Hause flüchten?

Warum nur wählten diese Scheißkerle immer Jakob aus für ihre Streiche? Wie hatten sie die Löcher in seinem Haar entdeckt? Wie seine Sprachprobleme? Die Kerle kannten kein Erbarmen. Der Schmerz eines anderen war ihre Wonne. Was konnte ich dagegen tun? Die Kerle zur Rede stellen? Das hätte nichts bewirkt als noch mehr Quälerei.

Mich beim Rektor beschweren und um eine Lehrerkonferenz bitten, Thema: Gewalt auf dem Schulhof? Einen Elternabend vorschlagen, Thema: kindlicher Sadismus? Was spränge dabei heraus? – Nichts.

Jakob betastete seinen Kopf und erschrak.

Die kahlen Stellen hatten sich wieder vermehrt. Vergrößert und vermehrt. Fragend schaute er mich an, als müsste ich wissen, was zu tun war. Eine Mutter muss eine Lösung finden, auch wenn sie die Löcher nicht erklären kann, nicht wahr. Das Leben hängt nicht an Haaren, wollte ich sagen – es gibt Wichtigeres im Leben als Haare. Haare sind im Grunde nur läppische Haut-Anhanggebilde. Eigentlich braucht kein Mensch Haare. Haare sind entwicklungsgeschichtlich schon lange passé. Man kann ganz gut ohne Haare leben. In tausend Jahren hat sowieso kein Mensch mehr Haare auf dem Kopf … Durfte ich dem Kind damit kommen? Nein. Das Kind brauchte eine bessere Perspektive.

»Jakob, wir gehn zum Arzt.«

Aber nicht wieder zu diesem Grenzwellen-Arzt, sondern zu einem Kinderarzt. Oder besser zu einem Nervenarzt? Oder zu einem Internisten? Oder zu einem Homöopathen? Oder zu allen in der Stadt der Reihe nach, bis einer das Wunder vollbrachte? Oder sollten wir gleich zu einem Kurpfuscher gehn? Aber nicht einmal einen Kurpfuscher kannte ich.

Je mehr Jakobs Haare ausfielen, desto schlechter ging sein Sprechen. Je schlechter das Sprechen ging, desto schlechter ging das Schreiben, je schlechter das Schreiben ging, desto mehr fielen die Haare aus.

Nur Malen machte ihm Freude. Aber wenn Jakob jetzt malte, brauchte er nicht mehr viele Farben, nur noch Schneeweiß und Dunkelblau und Dunkelgrün. Oder Schwarz. Plötzlich sagte er: »BLACK PANTHER«, während er tief gebeugt über einem neuen Blatt Papier saß und etwas Dunkles malte.

Woher kannte er den Namen? Was wusste er von der politischen Bewegung, die sich unter den Schwarzen Amerikas gebildet hatte aus Protest gegen die Diskriminierung der Dunkelhäutigen in God's own country?

Jakob besuchte jetzt die Grundschulklasse zwei und freute sich auf Weihnachten, auf eine schulfreie Zeit.

»Das neue Jahr muss besser werden als das alte«, sagte ich zu Jakobs Vater an Silvester 67/68. »Was willst du tun?«, fragte Robert.

Wir suchten im Telefonbuch aufs Geratewohl einen Arzt. Der schreckliche Überfall lag jetzt fast zwei Jahre zurück und die geheim genährte Hoffnung auf Selbstheilung hatte sich nicht erfüllt. Im Gegenteil. Jakobs Haardecke wurde immer dünner und löchriger – wie sein Sprechen.

Ich war zu allem bereit, nur nicht zu Grenzstrahlen, zumal Grenzstrahlen als Methode wissenschaftlich gar nicht verbürgt, sondern nichts als eine üble Spekulation waren, wenngleich lege artis.

Aber vielleicht gab es auch eine gute medizinische Spekulation?

Der zweite Versuch: Thuja-Tropfen

»Oh ja«, sagte der homöopathisch orientierte Arzt als er Jakobs Kopf sah, »eine klassische Alopecia areata. Probieren Sie Thuja, das soll helfen.«

Soll helfen? Nur – soll?

Mehr könne er nicht versprechen, sagte der Arzt, ein Vollmediziner mit homöopathischer Neigung, und erklärte freundlich, über die Alopecie wisse kein Mensch Bescheid. Kein einziger Arzt auf dieser Welt wisse etwas *Genaues* über Alopecie. Die Lehrbücher widersprächen sich alle. Niemand kenne die Ursache und niemand habe ein sicheres Mittel dagegen. Die Reihenfolge Ursache – Therapie sei hier aufgehoben.

Der freundliche Mann lächelte Jakob aufmunternd zu.

Man könne nur probieren und immer wieder probieren, sagte er, mehr als probieren könne man nicht, ehrlich. Er kenne Kollegen, die Hautstücke von Alopecia-Kranken abgeschabt und unters Mikroskop gelegt hätten und nichts entdecken konnten, rein gar nichts! Nicht eine Spur von einem Hinweis. Schon die alten Griechen, sagte der Doktor, haben bei dieser Krankheit herumgerätselt und sie Hundsräude oder Fuchsräude genannt, Alopecia eben, aber ein Mittel dagegen habe der antike Scharfsinn nicht gefunden, und so sei es geblieben durch die Jahrhunderte hindurch. Seit mehr als zweitausend Jahren sei Alopecie ein medizinisches Rätsel. Man könne nur probieren und immer wieder probieren und auf einen glücklichen Zufall hoffen, mehr könne man nicht tun. Leider. Denn eine kausale Therapie gebe es nicht und könne es nicht geben, solange die Ursache der Krankheit nicht bekannt sei und das sei sie nicht.

»Einfach nur hoffen? Welch verzweifeltes Prinzip«, sagte ich.

»Hoffen Sie trotzdem und probieren Sie es trotzdem«, sagte der Arzt und verordnete Thuja D6 Dilution, dreimal täglich vier Tropfen, acht Wochen lang.

Jakob nahm die vier Tropfen dreimal täglich. Er nahm sie gern. Morgens verlangte er die Tropfen, bevor er zur Schule ging, mittags erinnerte er mich an die Tropfen gleich nach dem Mittagessen, abends zählte er nach dem Zähneputzen die Tropfen in die hohle Hand.

Aber nach vier Wochen zeigte sich nicht die geringste Veränderung auf seiner Kopfhaut. Die kahlen Stellen blieben kahl und glatt wie gehabt. Thuja, der Lebensbaum, dessen Kraft dem Kind Haare verschaffen sollte, entwickelte keine Kraft, obwohl das Kind ganz fest daran glaubte und mit Eifer die Tropfen nahm.

Nach acht Wochen sagte der Arzt, kaum dass er einen Blick auf Jakobs räudigen Kopf geworfen hatte: »Nein, das führt zu nichts, das lassen wir.«

Er machte einen anderen Vorschlag.

Der dritte Versuch: Tübinger Haarwein

Probieren Sie Tübinger Haarwein, sagte der Arzt nach kurzem Nachdenken – soll auch helfen.

»Soll – helfen? Nur – soll?«, fragte ich den freundlichen Mann.

Der Arzt lächelte und wiederholte: »Soll auch helfen.« Mehr könne er nicht versprechen, beim besten Willen nicht.

Wie zum Trost strich er über Jakobs löchrige Haardecke. »Wenn blöde Kerle dir was Blödes nachschreien, dann schrei halt zurück: Ihr Rindviecher! Ihr Blödiane!«, sagte der Arzt und lächelte Jakob aufmunternd zu.

Welch guter Rat!

Der Arzt wusste nicht, dass Jakob, bedrängt von blöden Kerlen, gar nicht sprechen *konnte,* dass er kein einziges Wort über die Lippen brächte. Jakob war von zunehmendem Haarausfall bedroht und gefangen in wachsender Sprachlosigkeit. Tapfer lächelte er den Arzt an und schwieg.

Die Tage wurden länger und Jakobs Schopf noch dünner trotz Tübinger Haarwein, den wir dreimal täglich mit kreisenden Bewegungen in die blasse Kopfhaut einrieben. Nur leider, leider: Kein Gott rieb mit.

Die dunkle Flüssigkeit bewirkte auf der zarten Kopfhaut nichts. Im Gegenteil. Die Haut wurde noch glatter und glänzte noch stärker. Jakob hoffte dennoch auf ein Wunder.

Aber kein Wunder geschah. Das Elend ging weiter.

Im April 68 hingen nur noch dünne Strähnen um seinen Kopf und verdeckten kaum mehr die Lücken. Jakob klagte nicht.

Dabei gab es immer wieder Buben, die ihn von hinten anrempelten oder gegen Mauern und Zäune stießen, immer an einem anderen Ort, immer aus einer anderen Ecke heraus, immer als Gruppe.

Der tägliche Geleitschutz blieb unentbehrlich und musste eingeplant werden in ein enges Einkauf-Putz-Wasch-Koch-Ess-Schema. Robert hatte einen penibel geregelten Arbeitstag. Das Essen musste minutengenau auf dem Tisch stehen, mittags und abends.

In den USA wurde der schwarze Prediger Martin Luther King erschossen, weil er Gleichberechtigung einforderte für Menschen dunkler Haut. Eine Woche später, am Gründonnerstag 1968, wurde in Berlin auf Rudi Dutschke geschossen, den Wortführer der studentischen Opposition.

»Jeder Tag hat seine Plage, darum sorget nicht ängstlich«, heißt es in der Heiligen Schrift. Aber wir sorgten uns ängstlich. Der achtjährige Jakob hatte eine mangelhafte Schrift, sein Sprechen ging schlecht, seine Kopfhaut war dünn wie Papier, die Haare fielen aus. Wie sollte es weitergehn?

Bei einer guten Mutter wäre das Ganze nicht passiert.

Eine gute Mutter hätte ihr Kind vom Kindergarten abgeholt oder sie hätte ihr Kind nach dem Schock sofort in die Arme genommen und gestreichelt und getröstet und die Alopecie verhindert. Oder sie wüsste, wie man eine Alopecie heilt. Dafür sind gute Mütter da.

Ich hatte keine Ahnung, wie es weitergehen sollte.

Der Tübinger Haarwein ging zu Ende und hatte nicht die geringste Veränderung bewirkt. Jakobs Kopfhaut war nach der Kur wie vor der Kur: blass, dünn, glatt, mit nur noch wenig Haaren. Jakob hatte darauf bestanden, den dunklen Saft in die Kopfhaut eingerieben zu bekommen, morgens und abends, bis die Flasche leer war. Das Kind hatte gehofft bis zum letzten Tropfen.

»Wir gehen nochmal zum Doktor, Jakob, vielleicht gibt es noch etwas anderes als Thujatropfen und Tübinger Haarwein.«

»Leider nein«, sagte der Doktor, mehr wisse er nicht, er sei am Ende seines Lateins, das sage er ungern, aber er müsse es sagen, leider.

Das konnten und wollten wir nicht glauben.

Nur Thujatropfen und Tübinger Haarwein und sonst nichts? Das kann nicht sein, Herr Doktor. Die Wissenschaft schreitet fort, überall in der Welt, Alopecie ist eine alte Krankheit, in zweitausend Jahren muss jemand etwas Vernünftiges herausgefunden haben, vielleicht ein Außenseiter?

»Nein«, sagte der Arzt mit Bestimmtheit, über den kreisrunden Haarausfall wisse nun mal auf der ganzen Welt kein Mensch Bescheid, und wer behaupte, er wisse etwas, der lüge, schlicht und einfach.

Das Entsetzen in den Augen von Mutter und Kind ging dem Arzt nahe, leise fügte er hinzu: »Hoffen Sie auf die Pubertät, da sprießt alles, vielleicht sprießen dann auch Haare.«

Wann beginnt die Pubertät? Gewöhnlich fängt sie mit elf Jahren an. Jakob war jetzt acht und seit zwei Jahren Alopecie-gezeichnet. Noch drei Jahre sollten wir die schleichende Krankheit sich selber überlassen? Sollten mit verschränkten Armen dastehen und zusehen, wie Jakobs Qualen weitergingen? Sollten auf die Pubertät hoffen, auf gut Glück und weiter nichts?

Jetzt herrschte an drei Fronten großer Mangel: An Haaren – Sprechen – und Schreiben. Und mit dem Sommer-Zeugnis kam die Bestätigung: Schönschreiben *mangelhaft*. Betragen und Mitarbeit *sehr gut*.

Wir einigten uns, das Zeugnis zu vergessen und die Ferien im Garten zu genießen und alles zu ignorieren: Russische Panzer in Prag, US-Truppen in Vietnam, Schönschreiben mangelhaft. Sommer 68.

Das neue Schuljahr, Jakobs drittes, stand unter keinem guten Stern. Die neue Lehrerin schimpfte mit Jakob, er sei faul und passe nicht auf und wie er schon schreibe!

Er melde sich nie, sagte Jakob zu mir, weil alles doch bloß blöde aus seinem Mund herauskomme.

Frau Bergmann wusste, dass die neue Klassenlehrerin keine »richtige« Lehrerin war, sondern nur eine ehemalige Caféhausbesitzerin aus Dresden, die nach dem Krieg einfach zur Lehrerin *ernannt* worden war, weil damals großer Mangel an Lehrkräften herrschte. Lesen, Schreiben, Rechnen könne auch eine Caféhausbesitzerin den Kindern beibringen, sagte sich die Schulverwaltung damals und machte die Caféhausbesitzerin zur Elementarschul-Lehrerin.

Vergeblich versuchte ich, der Hilfslehrerin den Zusammenhang von Sprachbehinderung und Schreibbehinderung zu erläutern, weil ich ahnte, dass die seelische Belastung des Kindes durch den Haarausfall die Lehrerin schon mal gar nicht interessierte.

Sie dulde keine schlampige Schrift, sagte die Caféhausbesitzerin, sie verlange Unterordnung und Disziplin und lehne es ab, bei einem achtjährigen Kind über psychische Probleme zu reden.

Jakob saß in seinem Zimmer und versuchte weinend, schön zu schreiben. Am nächsten Tag dachte er sich Schulverweigerungsstrategien aus: Morgens packte er den Ranzen, tat, als wolle er zur Schule gehen, fand aber im letzten Moment das Schreibmäppchen nicht. Anderntags war sein Lesebuch verschwunden, am dritten Tag das Rechenheft. Immer musste er lange suchen, bis es zu spät war für den Unterricht.

Schließlich gab er das Theater auf und erklärte, er wolle nie mehr zur Schule gehn, nie mehr, lieber wolle er sterben.

Der Rektor der staatlichen Schule hatte ein Einsehen und erlaubte, dass Jakob mitten im Schuljahr die Schule wechselte, obwohl die Eltern den Ort nicht wechselten, wie die ministerielle Vorschrift verlangte.

So besuchte Jakob ab November 68 die private freie einheitliche Volks- und Höhere Schule am Rande der Stadt.

Doch welche Enttäuschung: Jakob wurde eine Klasse zurückgestuft mit der Begründung, in Klasse drei sei kein Platz frei, der Andrang an dieser Schule sei eben zu groß. Dass Jakob die Rückstufung als Demütigung empfinden musste, interessierte weder den Rektor noch die Klassenlehrerin.

Die neue Lehrerin passte wenig in das Bild, das ich mir von einer Waldorf-Schule gemacht hatte. Die Dame stand an der Tür, begrüßte den neuen Schüler, indem sie sagte: »Da, geh rein.«

Mehr sagte die Rudolf-Steiner-Anhängerin zur Begrüßung nicht. Und die Enttäuschungen gingen weiter. Als Jakob nach dem Unterricht auf mich warten wollte, bewarfen ihn seine neuen Mitschüler auf dem Hof mit Steinen. Und als Jakob einen Stein zurückwarf und einen der Angreifer am Knie traf, kam der Rektor gelaufen und ohrfeigte Jakob, ohne viel zu fragen. Nach den Ohrfeigen befahl der Rektor dem neuen Schüler, sich bei seinen Kameraden zu entschuldigen.

Es dauerte eine Weile, bis Jakob mir diese Geschichte hatte erzählen können, die Tränen liefen ihm nur so runter.

Telefonisch bat ich den Rektor um Auskunft, weshalb er als Leiter einer anthroposophischen Schule ein Kind ohrfeige, ohne den Tathergang zu kennen. Der Rektor sagte, er könne sich nur einen *Staatsschüler* als gewalttätig vorstellen, niemals einen Waldorfschüler, deshalb musste der Angreifer bestraft werden. Jakobs Version nahm der Rektor gar nicht zur Kenntnis und beharrte darauf, der neue Schüler habe die Ohrfeigen zurecht bekommen.

Wieder einmal hatte ich alles falsch gemacht. Ich hatte den Teufel mit Beelzebub ausgetrieben. Eigentlich müsste ich Jakob sofort wieder aus dieser Schule nehmen, aber zwei Schulwechsel innerhalb eines Monats? Das ging nun wirklich nicht. Und wohin sollte Jakob überhaupt?

Er musste an dieser seltsamen Institution im Geiste Rudolf Steiners bleiben. Immer wieder brachte er einen kleinen Stein nach Hause. Den kriege er zur Belohnung, sagte er, weil er sich *nicht* melde.

Jakob wurde belohnt, weil er den anderen Kindern die Antwort überließ und sich bei der Frage: vier plus sieben **nicht** meldete und **nicht** bei der Frage nach den Bergen der Schwäbischen Alb. Er sage das alles **nicht**, sagte Jakob, er sage auch nicht vor, strecke nicht mal den Arm und dafür kriege er zur Belohnung einen Stein.

Bald füllten diese Lobe-Steine ein Müsli-Schälchen.

»Ich höre, was die Lehrerin sagt, und höre, was die Kinder sagen, und sage nichts«, sagte Jakob, »denn ich bin ja ein Jahr älter als sie.«

Im Frühjahr 69 füllte Jakobs Steinesammlung zwei große Müslischälchen und nun hatte auch er Rudolf Steiners wunderbare Schulwelt satt. Es wurde Zeit für einen neuen Bittgang beim Rektor der Staatsschule.

Der Rektor ließ sich die Steinesammlung zeigen, sagte nichts von Vorschrift und Kultusministerium, sagte nur: »Ich werde das regeln.«

Die schreckliche Hilfslehrerin hatte den Schuldienst quittiert, Jakob kam wieder in seine alte, jetzt dritte Klasse, die neue Lehrerin war ein pädagogischer Glücksfall: Eine gute Zeit begann.

Für seine Klassenkameraden kam Jakob einfach nach einer längeren Krankheit wieder in den Unterricht, die Kinder fragten nicht viel und wählten Jakob wahrhaftig zum Klassensprecher. Ja, Jakob wurde Sprecher seiner Klasse, denn er hatte keine Schwierigkeiten, wenn er für die Klasse und vor der Klasse sprechen musste, nur wenn er für sich selber sprechen sollte, dann stritten sich die Silben in seinem Mund.

Es wurden zwei glückliche Jahre. Die Lehrerin sei immer lustig, sagte Jakob, sie schimpfe nie, auch wenn er schief schreibe und krakelige Zahlen male, beim Lesen lobe sie ihn sogar, weil er laut und deutlich lese.

Er freute sich auf jeden neuen Schultag, rannte morgens zur Schule, kam mittags singend zurück. Die Hausaufgaben machten ihm nicht die geringsten Schwierigkeiten, obgleich er ein halbes Jahr gefehlt hatte. Passivität wurde nicht mehr belohnt. Ich darf mich wieder melden, sagte Jakob, und keiner sagt: »Du nicht.« Die bösen Buben auf dem Schulhof hatten inzwischen andere Objekte ihrer Begierde entdeckt.

Der vierte Versuch: Bestrahlen mit Kurzwellen

Hoffnungsfroh gingen wir zum Arzt.

In dieser glücklichen Zeit musste ein glücklicher Kinderarzt eine glückliche Lösung finden für Jakobs schlimmstes Problem.

Nein, sagte der neue Kinderarzt, es gebe *keine gesicherte* Erkenntnis, was die Alopecie betreffe, aber eine Bestrahlung mit *Kurzwellen* halte er für erfolgreich. Der junge Doktor versicherte, es handle sich nicht um Grenzwellen. *Kurzwellen* seien etwas ganz anderes und könnten im Lauf *eines halben Jahres* die *Haarzwiebeln aktivieren.* Denn darauf komme es an: Die *Haarzwiebeln* müssten *aktiviert werden.* Einen Versuch sei es wert, auch wenn er selber noch keine Erfahrung damit habe.

Ich überwand meine Abneigung gegen das Wort »*bestrahlen*« und war einverstanden, weil Jakob die Sache einleuchtend fand. Angeblich ging es bei Alopecie nur darum, die Haarzwiebeln zu re-aktivieren, als seien diese aus irgendeinem Grund inaktiv geworden.

Leuchtete das ein? Eigentlich nicht, denn weshalb sollten Haarzwiebeln bei einem Kind plötzlich *inaktiv* werden? Wie soll das gehen: Inaktivwerden von Haarzwiebeln? Was musste da geschehen oder geschehen sein in der Unterhaut? Etwa ein vorzeitiger Alterungsprozess? Aber warum? Warum, wie, weshalb sollte ein achtjähriger Junge vorzeitig altern?

Die Fragen behielt ich für mich. Jakobs dünne blasse Kopfhaut wurde ein halbes Jahr lang ein Mal wöchentlich fünf Minuten mit *Kurzwellen* bestrahlt. Oder, wie der Arzt sagte, »*behandelt*«.

Natürlich durften wir kein Wunder erwarten. Aber als nach zwei Monaten und auch im dritten Monat nicht die Spur einer Veränderung auf Jakobs Kopf zu sehen war, kamen mir Zweifel am Sinn des Ganzen. Aber Jakob ging unbeirrt und geduldig jede Woche zum *Bestrahlen*.

Nach einem halben Jahr räumte auch der nette Kinderarzt ein, die Therapie sei wohl nicht der Weisheit letzter Schluss und erklärte die Kur für beendet, weil *nutzlos*. Jakob schwieg, fuhr mit den Händen über seinen räudigen Kopf und ging traurig nach Hause.

Nur die Schule war ein Lichtblick. Das Glück währte bis zu Jakobs Eintritt ins Gymnasium im Herbst 1970. Er erledigte die Hausaufgaben mit links, malte farbenfrohe Bilder oder legte sich bäuchlings auf den Teppich und las in der Zeitung. Die Begriffe *Alopecie* und *Therapie* wurden aus unserem Wortschatz gestrichen.

Jakobs Abschlusszeugnis nach der vierten Grundschul-Klasse entsprach den Erwartungen: Jakob war Klassenbester geworden, hatte in allen Fächern eine Eins und war wieder der von Buben und Mädchen einstimmig gewählte Klassensprecher gewesen. Seine Schrift war immer noch schlecht, aber Schönschreiben wurde nicht mehr benotet.

Die Sommerferien begannen und unser blühender Garten lockte.

Eines Tages, mitten in den Ferien, kriegte Jakob plötzlich keine Luft mehr. Es war Samstagnachmittag. Jakob lag lesend auf dem frisch gemähten Rasen, Rosen und Margeriten dufteten und Jakob rang um Luft, seine Augen schwollen an, ließen sich kaum mehr öffnen, als seien sie von innen zugeklebt. Jakob holte Luft durch den offenen Mund, musste aber, um die Luft auszustoßen, pressen wie ein Asthmatiker.

Als ich versuchte, vorsichtig ein Lid zu öffnen, kam darunter kein menschliches Auge zum Vorschein, zu sehen war nur eine trübe fleischfarbene Masse, überzogen mit einer dünnen Haut wie bei einem toten Huhn.

Wiewohl es Samstagnachmittag war, rief ich den Augenarzt.

Der Fachmann kam, setzte sich leutselig zu dem kranken Kind ans Sofa, versuchte ein Lid zu öffnen – und prallte zurück.

»Mein Gott, was ist denn das?«, rief der Augenarzt entsetzt, »– sowas habe ich in zwanzig Jahren Praxis noch nicht gesehen.«

Die Kinder bemerkten die Fassungslosigkeit des Arztes und kriegten Angst. Hadwig fing zu weinen an, Luca hielt erschrocken den Mund, Jakob stöhnte. Der Augenarzt dachte nach, zog einen Rezeptblock aus der Tasche und begann zu schreiben. Er verordnete ein Dutzend Arzneien.

Kaum hatte der Mann das Haus verlassen, rief ich den Dienst tuenden Kinderarzt, der das kranke Kind am Samstagnachmittag zu besuchen sofort bereit war.

Lächelnd trat der Kinderarzt ein, lächelte auch noch, als er Jakobs Gruselaugen sah und sagte: Nicht weiter schlimm, ein bisschen Heuschnupfen, Jakob reagiere wohl ein bisschen heftig auf bestimmte Gräser. Der gut gelaunte Kinderarzt verordnete eine einzige Arznei, eine cortisonhaltige Flüssigkeit, die stündlich in die Augen zu träufeln war, weiter nichts. Fröhlich verabschiedete er sich. Und Hadwig und Luca meinten, weil der Kinderarzt ein Spezialist für Kinder sei, habe er rechter als der Augenarzt.

Die Cortison-Tropfen brachten tatsächlich schnelle Besserung. Über Nacht gingen die Schwellungen so weit zurück, dass Jakob wieder ruhig atmen und die Augen wieder öffnen konnte und was am nächsten Morgen unter den Lidern zum Vorschein kam, sah einem menschlichen Auge wieder ähnlich.

»Siehst du«, sagte der vierjährige Luca, »ein Kinderarzt ist für Kinder besser.«

Der Kinderarzt kam zur Kontrolle vorbei und war zufrieden.

Dann betrachtete er Jakobs Kopf, lächelte wieder und sagte, der Junge hat eine Alopecie, ob wir schon mal *Cortisonhaarwasser* probiert hätten. Nein, hatten wir noch nicht. Cortisonhaarwasser auf der Kopfhaut?

Daran hatten wir noch nicht gedacht. Ich wusste nur: Cortison ist ein Hormon. Und Hormone steuern den Stoffwechsel. Cortison stammt aus der Nebennierenrinde, welche insgesamt vierzig verschiedene Hormone produziert. Das haben wir noch in der Schule gelernt.

Cortison (oder Hydrocortisol) gehört zu den Glucocorticoiden, die den Kohlenhydrat- und den Eiweißstoffwechsel beeinflussen, sagt das Lexikon, während die *Androcorticoide* in der Pubertät für

Wachstum und *Sexualbehaarung* sorgen. Na gut, na schön.

Aber ist es nicht seltsam, ein *endogen* erzeugtes Hormon *äußerlich* anzuwenden, wie etwa an Jakobs Augen (und zwar erfolgreich, zugegeben) – aber jetzt Cortison auch auf dem Kopf?

Ich konnte mir das nicht vorstellen, aber der Rat kam von dem guten Kinderarzt, also gab es keinen Widerspruch.

Der fünfte Versuch: Cortisonhaarwasser

Das Cortisonhaarwasser enthält ein Glucocorticoid, das Alopecie **zuverlässig** zum Verschwinden bringt, hatte der Kinderarzt gesagt. Am Auge wirke ein Glucocorticoid antiallergisch und entzündungswidrig, auf der Kopfhaut wirke es belebend. Der Kinderarzt hatte es lächelnd gesagt.

»Wie soll das zugehen«, fragte ich mich im Stillen, »das Zeug soll sowohl entzündungswidrig als auch belebend wirken?« Schließt sich das nicht aus? Außerdem hatte Jakob gar keine Entzündung auf dem Kopf.

Es sei ganz neu, man müsse das Präparat nur regelmäßig in die Kopfhaut einmassieren, morgens und abends, dann könnten wir Jakobs Haarprobleme bald vergessen, sagte der Kinderarzt.

Das klang verlockend, obwohl die Zweifel blieben: Wie kann ein Hormon, das antiallergisch und entzündungswidrig wirkt, einen Haarausfall kurieren? Das setzte doch voraus, dass der Haarausfall durch eine Allergie oder durch eine Entzündung entstanden war. Jakobs Haarausfall war aber nach einem seelischen Schock entstanden. Damals litt Jakob weder an einer Allergie noch an einer Entzündung, schon gar nicht an einer entzündeten Kopfhaut.

Aber ein Kinderarzt kann das besser beurteilen als ich, dachte ich.

»Lächelt der Mann nicht ein bisschen viel?«, fragte ich die Kinder.

Nein, sagten die Kinder, und es sei egal, wie oft einer lächelt. Ein Kinderarzt, der Jakobs Augen heilen konnte, der irre sich auch nicht bei Jakobs Haaren. Basta.

»Cortison kann eben viel«, sagte die zwölfjährige Hadwig, »von den Augen nimmt es die Schwellung und von der Kopfhaut nimmt es, was die Haut krank macht.« Eine Kopfhaut, die kein Haar hervorbringt, die im Gegenteil die Haare rausschmeißt, ist krank. Daran war nicht zu rütteln. Aber Cortison?

Hadwig sprach energisch: »Cortison vertreibt den kranken Reiz aus den Augen und gibt dem Kopf einen gesunden Reiz, so einfach ist das.«

So einfach war das?

»Cortison in den Augen *verhindert* eine Reaktion, nämlich die Entzündung der Augenschleimhaut. Wie kann dann Cortison eine Reaktion *bewirken?*«, fragte ich. Cortison *verhindert* und *bewirkt* nicht. Oder Cortison *bewirkt* eine *Verhinderung*. Aber Alopecie hat weder mit einer Entzündung zu tun, noch mit einer Allergie. Cortison als Haarwuchsmittel konnte ich mir einfach nicht vorstellen.

Aber wir taten natürlich, was der Arzt empfohlen hatte.

Das Haarwasser namens *Capinal P* wurde jeden Morgen und jeden Abend in Jakobs blasse Kopfhaut eingerieben. Ich war bereit, an ein Pharma-Wunder zu glauben und wünschte, der lächelfrohe Kinderarzt möge tausendmal Recht behalten. Aber als die Hälfte der Capinal-P-Flasche aufgebraucht war, tat sich auf Jakobs Kopfhaut immer noch nichts. Kein Härchen spross, nicht eines. Im Gegenteil, jetzt fehlte auch in Jakobs rechter *Augenbraue* ein bisschen Haar, was niemand außer mir zu bemerken schien.

Was hatte das zu bedeuten?

Hieß das: Der Haarausfall ging weiter? Wanderte die Alopecie vom Kopf über das Gesicht und griff über auf den ganzen Körper? War diese wandernde Katastrophe dabei, Jakob zur Gänze zu erobern? Wo konnte, wo musste diese verfluchte Krankheit enden?

Ist Alopecie in Wahrheit weit mehr als nur eine Haarkrankheit?

Ist sie überhaupt eine Haarkrankheit? Oder ist sie etwas ganz anderes?

Nur was?

Ich fragte den Apotheker, was er von einem Cortisonhaarwasser halte.

Cortison werde günstig eingesetzt bei Gelenkrheuma, sagte der Apotheker, aber Cortison hemme die Kochsalzausscheidung und bewirke Ödeme, mache also dick, außerdem *fördere* es den *Eiweiß-Abbau* und Haare seien *eigentlich* ein *Eiweißprodukt.*

Der Apotheker machte eine Pause, als scheue er sich, mir zu sagen, dass auch er von einem Cortisonhaarwasser nichts halte.

Meine Zweifel blieben und Jakobs Brauenhaare fielen weiter aus. Ebenso die Wimpern. Dennoch rieben wir Capinal P in die kranke Haut ein und hofften gegen jede Vernunft auf Besserung, auf Härchen, auf ein Wunder.

Aber nichts wurde besser. Kein Wunder ereignete sich.

Parallel zu den Brauenhaaren schwand Jakobs Sprechvermögen. Haarausfall und Sprechausfall gingen parallel, als habe der Haarschwund den Sprechschwund nach sich gezogen. Einsichtig war das nicht. Wahrscheinlich hatte das eine mit dem andern wenig zu tun. Andererseits traten beide Probleme zum ersten Mal fast gleichzeitig auf: Beide begannen vier, fünf Wochen nach dem Überfall, nach dem Psycho-Schock.

Was genau ist ein psychogener Schock?

Was ist ein Psychoschock physiologisch? Was bedeutet ein seelischer Schock für den Körper, für die Haut, für die Haare? Für das Sprechen?

Alte Fragen, die immer noch keiner beantwortet hatte. Und die so schnell auch keiner beantworten sollte. Aber wenigstens gegen Jakobs Sprachnot musste sich etwas tun lassen. Da half keine Pharma-Erfindung, da half nur eine Sprecherziehung, unabhängig davon, was sich unter Jakobs Kopfhaut tat oder sonstwo in seinem Körper.

Ein befreundeter Religionssoziologe empfahl mir eine junge Dame, die seinen Studenten erfolgreich das richtige Sprechen beigebracht hatte. Die Sprecherzieherin war bereit, mit Jakob einen *Versuch zu machen,* obgleich sie noch nie mit Kindern gearbeitet hatte. Ich hoffte, wenn erst die Barrieren des Sprechens weggeräumt wären, würden auch die Hindernisse für den Haarwuchs fallen. Irgendwie.

Das junge Mädchen begrüßte uns mit sanfter Stimme und hieß Jakob niederknien und sich tief verneigen, so tief, bis Jakobs Kopf den Boden berührte. Das nannte das Mädchen die *Päckchenposition*. Diese Position entkrampfe und mache locker, innen und außen.

Sollte das heißen: Stottern ist eine Folge mangelnder Lockerheit? Und ist Alopecie auch eine Frage mangelnder Lockerheit?

Bevor Jakob einschlief, durfte er aufstehen und der hübschen Dame die Hände reichen, die sie sanft schüttelte, immerfort flüsternd: »Locker, locker, locker.« Dann wurden Jakobs Finger einzeln geschüttelt, locker, locker, locker, sanft und freundlich. Jakob lächelte. Das Verfahren gefiel ihm.

Waren alle Finger gelockert, durfte Jakob etwas vorlesen. Jakob las gern. Am liebsten las er Verse mit kurzen Zeilen. Er las ohne Stocken und Stolpern: Reicher Mann und armer Mann / standen da und sahn sich an / und der Arme sagte bleich / Wär ich nicht arm / wärst du nicht reich.

Jakob lachte. Die Verse gefielen ihm. Dann las er weiter: Sie spielten als Kinder vom selben Haus / Verstecken und Greifen im Hofe / dann trug der eine Zeitungen aus / der andere bekam eine Zofe.

Jakob lachte wieder und schaute die junge Dame begeistert an. Dass Lesen ein Problem sein könnte, hatte er vergessen. Dass ein Dichter namens Bert Brecht sich auf die Seite eines armen Jungen schlug, gefiel ihm. Und dass eine schöne junge Dame solche Verse kannte, gefiel ihm noch mehr.

Jakob strahlte und die Therapeutin lobte ihn. Und Jakob las noch andere Verse, einer ging so: Am Grunde der Moldau wandern die Steine / es liegen drei Kaiser begraben in Prag / das Große bleibt groß nicht / und klein nicht das Kleine / die Nacht hat zwölf Stunden / dann kommt schon der Tag.

Jakob lachte laut, am liebsten hätte er die Verse gesungen oder auf einem Instrument gespielt. Er las ohne Stocken und Stolpern mit glücklich strahlenden Augen. Und so kam es, dass die junge Therapeutin schon nach wenigen Wochen feststellte, das Experiment sei, weil vollkommen geglückt, zu beenden.

Geglückt?

Zu Hause sprach Jakob immer weniger und wenn, dann leise und stockend und bald kam der Tag, da stritten sich die Silben wieder in seinem Mund, ja sogar einzelne Buchstaben stritten sich so sehr, dass Jakob auf Sprechen lieber ganz verzichtete.

Zwar malte Jakob, wenn er mit den Hausaufgaben fertig war, weiter zartfarbene Bilder, aber im Gymnasium unterrichtete keine Lernlust weckende Lehrerin, sondern Lehrkräfte, die oft wechselten und wenig Geduld hatten und nur ein Ziel kannten: Möglichst viele Kenntnisse in möglichst kurzer Zeit in möglichst viele Köpfe zu stopfen. Alles andere war egal.

Solche Lehrer blieben Jakob fremd, fremd wie der Betonklotz namens Schulhaus, fremd wie die Mitschüler, fremd wie der Schulweg.

Und hätte Hadwig ihrem Bruder nicht eine Portion Schulgleichgültigkeit eingeimpft, hätte Jakob die erste Klasse Gymnasium wohl nicht bewältigt.

Lustlos erledigte er die Hausaufgaben, malte und sang immer weniger. Nie balgte er sich mit seinem kleinen Bruder, nie stritt er mit Hadwig. Jakob war so seltsam still und friedlich für einen zehnjährigen Buben, dass ich wünschte, er möge einmal richtig Krach schlagen und schreien und böse sein.

Aber Jakob wurde nie laut und böse, er las stumm die Zeitung, studierte die Werbeanzeigen und die Kinoanzeigen: Die Braut des Bösen, grandiose Kampfszenen von unerbittlicher Härte … Vulkan der höllischen Triebe … frei ab zwölf Jahren. Jakob las und schaute gedankenverloren aus dem Fenster.

Robert hatte immer weniger Zeit für die Familie und war immer seltener zu Hause. Und im Sommer 1970 bezog Robert der Einfachheit halber in der Nähe seines Büros eine Wohnung.

Den Scheidungstermin kriegten die Kinder nicht mit.

Wer hätte geahnt, dass ausgerechnet die Trennung der Eltern sich als Glück für Jakob erweisen sollte. Denn die drei minderjährigen Kinder wurden zunächst einmal ein Fall für das Vormundschaftsgericht.

Eines Morgens stand unangemeldet eine Person vor unserer Haustür, murmelte einen Namen und wollte das Haus der *Scheidungskinder* inspizieren. Die resolute Dame lief stumm durch die Zimmer, öffnete Schränke und Schubladen, musterte die Regale, kontrollierte die Spielzeugkommode, sah sich in der Küche um.

Es gehe um das Sorgerecht, sagte sie, sie habe zu prüfen, ob die Mutter der Kinder fähig sei, Kinder zu erziehen.

»Das entscheiden Sie? An einem Vormittag?«, fragte ich.

So sei es, sagte die Dame, ihr Votum entscheide.

Es war still im Haus. Hadwig und Jakob waren in der Schule, Luca saß im Keller in seinem Lieblingsraum, dessen Chaos der Vormundschaftsdame wohl wenig gefallen hätte.

Nein, sie trinke nicht im Dienst, auch keinen Tee, sagte sie, sie suche nur nach Gründen für einen Umstand, der ihr fatal aufgefallen sei.

Die Dame meinte den Turnunterricht, den sie im Gymnasium besucht hatte. Unter den vielen Kindern habe sie einen kahlköpfigen Buben entdeckt mit todtraurigen Augen, den Kleinsten der Klasse, man habe ihr gesagt, der kleine haarlose todtraurige Junge sei mein Sohn Jakob. Der Junge sei nicht einmal fähig, die einfachsten Turnübungen auszuführen, er schleiche daher in einem Alter, wo andere Buben vor Bewegungsdrang bersten. Dafür verlange sie eine Erklärung. Wahrscheinlich verkrafte der Junge nicht den Verlust des Vaters. Eine andere Erklärung habe sie nicht. Da die Kinder im Wesentlichen von der Mutter betreut würden, sei die einzig mögliche Erklärung – die Mutter, die offenbar nicht geeignet sei, Kinder zu erziehen.

Mit Mühe bändigte ich meine Empörung und teilte der Dame in gesetzten Worten mit, es gebe eine einfache Erklärung für all das – und schilderte den Überfall auf dem Heimweg vor vier Jahren und Jakobs psychogenen Schock, die Alopecie und den wachsenden Sprachverlust.

Theoretisch, sagte die Dame, könne sich in dieser Siedlung ein solcher Überfall jederzeit wiederholen, darum plädiere sie dafür, den Jungen in einer besseren Gegend unterzubringen: bei seinem Vater.

Es half nichts, ich musste die verfluchte Siedlung verteidigen, musste loben, was ich tausendmal verwünschte und den Überfall bagatellisieren.

Gravierender seien die Zustände im Gymnasium, sagte ich, Lehrkräfte und Lehrplan seien wenig kindgemäß, aber das sei wohl nicht anders in den Gymnasien einer gutbürgerlichen Gegend.

Die Dame begann nachzudenken.

Der Überfall habe bei Jakob eine Art Seelen-Infarkt ausgelöst, sagte ich in das lange Schweigen hinein, der Seelen-Infarkt habe einen Sprach-Infarkt nach sich gezogen und wohl auch einen Infarkt der Haarwurzeln.

Weshalb die Mutter des Kindes keine Sprachtherapie versucht habe, wollte die Dame wissen.

Aber das hatten wir doch, bei Gott! Wir hatten es mit Singen und rhythmischem Sprechen versucht, kombiniert mit Lockerungsübungen, am Grunde der Moldau wandern die Steine – alles umsonst! Jeder Fortschritt ging nach kurzer Zeit wieder kaputt.

Sie meine nicht solche Experimente, sagte die Dame streng, sie meine eine *richtige* Sprach-Therapie, die sehe anders aus. – Und wie, bitte?

Die Vormundschaftsdame empfahl eine Therapeutin in der Nachbarstadt Tübingen, die schon viele aussichtslos sprachgestörte Kinder geheilt habe, allerdings mit Methoden, die wissenschaftlich noch nicht verbürgt seien, sie erreiche damit aber mehr als staatlich anerkannte Sprachschulen.

Sie nannte einen Namen, die Nummer stehe im Telefonbuch, die Kasse übernehme die Behandlung natürlich *nicht,* im Übrigen werde sie ihr Votum nun doch für die Mutter der Kinder abgeben.

Ohne ein weiteres Wort verließ sie das Haus.

Noch ein Sprachexperiment? Durften wir Jakob damit kommen? Wie war der Name dieser ungewöhnlichen Therapeutin doch gleich? Ich hatte den Namen gar nicht richtig verstanden. Und das Vormundschaftsgericht wusste nichts vom Votum einer Dame und kannte auch keine Sprachheilerin.

Wir suchten im Telefonbuch, suchten im Gewerbeverzeichnis – umsonst.

Die Sprachtherapeutin wurde zum Phantom. Aber Jakobs Sprachnöte wurden so schlimm, dass ich wünschte, die Welt bestünde nur noch aus Taubstummen. Dann verständigten sich die Leute nur noch mit Händen und Füßen, und dann könnte auch Jakob sich ausdrücken.

Seitdem Jakob das Gymnasium besuchte, erreichte sein Nichtsprechen-Können eine neue Dimension. Morgens kam er schweigend zum Frühstück, schnallte schweigend den Ranzen um, schwieg, wenn er das Haus verließ und schwieg, wenn er mittags nach Hause kam. Er schwieg beim Essen und schwieg beim Spielen, auch wenn Hadwig und Luca um ihn herum noch so tobten, Jakob sagte kein Wort.

Jakob schwieg vom Morgen bis zum Abend, als seien seine Stimmbänder verödet oder als sei sein Kehlkopf abgeschaltet oder als verweigere ein Nerv den Dienst oder was zum Teufel war es, das Jakob am Sprechen hinderte? Er brachte kein Wort mehr über die Lippen, keine Silbe, keinen einzigen Buchstaben mehr. Nicht einmal mehr einen Anlaut.

Für ihn ging es nicht mehr darum, sich in ein Wort hineinzustürzen, jetzt glich schon der erste Buchstabe einem Sprung aus großer Höhe, ein anlautender Vokal glich einer Kunstfigur vom Zehnmeterbrett oder dem Anlauf von der Olympiaschanze, ohne dass der Springer wusste, ob er beim Aufprall festen Grund fände, einen festen Konsonanten oder einen Vokal.

Machte Jakob aber doch einmal einen Sprech-Versuch, dann heftete er die Augen auf ein Bild an der Wand, auf einen Baum im Garten, auf eine Blume in der Vase, und wenn Bild / Baum / Blume ihm nicht halfen, dann klammerte er sich mit den Augen an den Himmel, an eine Wolke, einen Vogel, ein Flugzeug, und wenn Wolke, Vogel, Flugzeug dem anlautenden Vokal nicht über die Hürde halfen, wenn sie das anlautende A nicht aus dem Abgrund der Kehle rissen oder aus der Höhle der Brust oder wo immer die eiserne Kette lag, die das A festhielt – dann suchte Jakob – von

Vogel, Wolke, Flugzeug, von Bild, Baum, Blume im Stich gelassen – bei sich selber Halt. Suchte Hilfe beim Hosenbund, indem er ihn packte, presste, drehte, als könne der Laut so herausfinden aus seinem Versteck, aber auch der Hosenbund, der Gürtel, die Schnalle befreiten den Laut nicht, darum fuhr Jakob mit der Hand über die Knöpfe am Hemd, zwirbelte die Knöpfe, fuhr hoch zum Kinn, fuhr über sein Gesicht, über die Augen, über die Stirn, als könnte er Augen und Stirn das **A** entreißen, aber Augen, Stirn und Nase und auch die Knöpfe am Hemd verweigerten die Hilfe. Jakob griff ins Haar oder dorthin, wo früher einmal Haare wuchsen, aber auch der Griff zur Kopfhaut förderte keinen Laut hervor und nun, an seinem Ende angelangt, musste Jakob sich entscheiden, entweder verzichten auf das anlautende **A** oder es nochmal von vorn probieren mit dem Bild an der Wand, der Wolke, dem Baum, der Schnalle, den Knöpfen, der Kopfhaut, die aussah wie ein weißer Luftballon.

Nein, Jakob versuchte es kein zweites Mal, er verzichtete lieber auf Sprechen.

Wie viel Schaden nimmt ein sprachloses Kind an seiner Seele?

Und wie wirkt das Dauerschweigen auf den Körper zurück?

Wir versuchten es wieder mit Sing- und Atemübungen, mit Entspannungsübungen, mit Gymnastik, mit Vorbeugen und Zurückbeugen und ich wusste: Eine gute Mutter schaut ihr Kind von vorn an, sie schaut es ruhig an, sie schaut dem Kind voll ins Gesicht, ohne Hast, eine gute Mutter wendet das Gesicht nicht ab, auch wenn sie es eilig hat, sie nimmt sich Zeit, sie zieht nicht die Brauen hoch und runzelt nicht die Stirn und entmutigt das Kind nicht, sie drängt und eifert nicht, sie sucht nicht das Ihre, sie lässt sich nicht erbittern, sie rechnet das Schlimme nicht zu und doch und doch – half alles nichts.

Als sei eine Barriere gewachsen zum Haus der Sprache, einer Dornenhecke gleich, und keiner wusste den Weg durch die Dornen, und wenn nicht bald eine gute Fee erschien, war Jakob verloren.

Vielleicht war die von der Vormundschaftsdame genannte Tübinger Therapeutin die gute Fee, die Jakob befreien sollte aus dem

Hochsicherheitstrakt der Stummheit, auch wenn sie nicht wie aus dem Lehrbuch sprach, egal, wenn sie nur half. Wenn sie nur half. Nur leider wussten wir ihren Namen nicht. Erst einmal nicht.

Endlich, in den Sommerferien 1971, anlässlich einer Einladung zu den wenigen Freunden in Tübingen, die mir geblieben waren, hörte ich den Namen der Sprachheilerin zum zweiten Mal. Einer der Gäste namens Ekkehart wusste etwas von dieser Frau, die in seiner Nähe wohnte und sprachgestörte Kinder therapierte, aber er nannte die Methoden der Frau einen Humbug, weil total unwissenschaftlich.

Nun ja, das hatte nichts zu sagen. Wichtig war nur, dass ich den Namen dieser ungewöhnlichen Frau noch einmal hörte: Biliewski.

Die Partygäste hatten andere Themen, sprachen über den Vietnamkrieg, den aussterbenden Hering im Atlantik und über die Macht der Chemie-Riesen ... und verspeisten ein Spanferkel.

Kaum wieder zu Hause, suchte und fand ich im Telefonbuch die Nummer der Sprachheilerin. Frau Biliewski sprach mit freundlicher Stimme, hatte aber erst im Frühjahr 72 Zeit für einen neuen Patienten. Wir sollten uns gedulden.

Nun gut, auf eine Geduldsprobe mehr durfte es nicht ankommen, auch wenn ein halbes Jahr lang ist für einen, der nicht sprechen kann, aber sprechen will.

Immerhin hatten wir jetzt eine neue Hoffnung.

Frau Biliewski hielt Wort. Ein halbes Jahr später, im Frühjahr 72, erhielten wir einen Gesprächstermin. Die dreizehnjährige Hadwig musste den sechsjährigen Luca hüten, als Jakob und ich nach Tübingen fuhren.

Hand in Hand gingen wir den Gartenweg hinunter zu dem Haus, in dem das Sprachwunder geschehen sollte. Die gute Fee erschien an der Tür: eine blasse, grauhaarige Frau mit dicker Brille und Küchenschürze.

»Entschuldigen Sie die Schürze«, sagte Frau Biliewski, »ich hatte noch in der Küche zu tun, die Kinder brauchen immer so viel Eis und mein Erdbeereis ist besonders begehrt.«

Jakobs Gesicht verlor die Anspannung, lächelnd blickte er zu Frau Biliewski hoch. Welch verheißungsvolle Botschaft!

»Natürlich mache ich auch Schokolade- und Vanille-Eis«, sagte Frau Biliewski, »manchmal auch Nuss-Eis, aber dann wollen alle wieder nur Erdbeer-Eis, und zur Zeit kommen so viele Kinder ins Haus.«

Jakob staunte und schien zu überlegen, ob auch er einmal zu den Auserwählten gehören werde, die dieses Schleckprogramm probieren durften.

Eis-Fee Biliewski bat uns ins Haus, schickte Jakob ins Spielzimmer, wo er sich nach Belieben bedienen durfte. Es gab Malbücher, Autos, Flugzeuge, Buntstifte und Zeichenpapier, auch Bälle, Klötze und Puppen und sogar Pistolen.

Außer Hörweite vom Spielzimmer ließ sich die Therapeutin informieren über die Art der Sprachbehinderung, über die Ursache, über den Heimweg vor sechs Jahren und über die bisherigen Heilversuche.

Sie resümierte: Der kleine Jakob mit dem Gipsverband war seinen Angreifern dreifach unterlegen: Er war allein gegen zwei, ein Kleiner gegen zwei Große, einer mit eingegipstem Arm gegen zwei Gesunde. Es gab für das Kind kein Entrinnen. Jakob hatte nicht die geringste Chance, sich zu retten: Keine Chance zum Kampf, keine Chance zur Flucht. Ihm blieb nur wehrloses Erdulden.

Und das Ganze unfassbar, die Quälerei unbegreiflich.

Frau Biliewski hielt es für richtig, dass ich Jakob *nichts* gefragt hatte, dass ich ihn *nicht* gedrängt hatte, das Entsetzliche zu erzählen.

Es wäre falsch gewesen, sagte sie, den Überfall noch einmal ins Bewusstsein zu rufen und zu verbalisieren im Sinne Freuds, genau das helfe *nicht*. Im Gegenteil. Die Therapeutin wollte nur wissen, weshalb wir erst so spät zu ihr kämen – sechs Jahre nach der Katastrophe.

Gute Frage!

Die Therapeutin erfuhr, welcher Zufälle es bedurft hatte, damit wir von ihrer Existenz überhaupt hörten: Scheidung, Kontrollbe-

such einer Unbekannten, Sommerfest, ein Mann namens Ekkehart
… lauter Zufälle, die sich nicht erzwingen ließen.

Nun gut. Die Therapeutin fasste zusammen: Ursache der Sprach-störung war das Erlebnis der totalen Wehrlosigkeit.

Damit verließ sie das Zimmer, um mit dem Kind allein zu sprechen.

Als sie zurückkam, hielt sie ein Blatt in der Hand. Jakob hatte einen Baum gemalt. Bevor die Therapeutin mir den Baum zeigte, erklärte sie Jakobs Krankheit. Sie präge sich in drei Stufen aus: Leicht – mittel – schwer. Bei Jakob handle es sich um die schwerste Form im Endstadium. Für eine Therapie sei es allerhöchste Zeit.

Die Therapie werde zwei Jahre dauern, so lange brauche es, bis der Schock verarbeitet sei, denn der Schock habe sich wie eine Spirale in Jakobs Seele hineingebohrt und Widerhaken ausgebildet. Je mehr Zeit vergehe, desto tiefer reiche die Spirale und desto mehr Widerhaken bilde sie aus, und desto langwieriger sei eine Therapie.

Die Therapie selber sei einfach, sagte die Therapeutin, sie bestehe nur darin, die Spirale samt den Widerhaken wieder aus der Seele des Kindes zu entfernen. Wie das gehe, wollte sie später erläutern.

Frau Biliewski gab mir das Blatt mit Jakobs Baum. Ich möge sagen, was ich sehe. Auf dem Blatt war nichts weiter zu sehen als ein dunkelgrauer, glatter Zylinder, aufgerichtet über einem dünnen braunen Strich, krakenartig reckten sich dunkelbraune Äste in die Luft: blattlos, nadellos, blütenlos, fruchtlos und farblos.

»Jakobs Baum«, sagte Frau Biliewski, »ist vor allem eines: wurzel-los.«

Gesunde Kinder malten Bäume immer mit einer Menge Wurzeln, Jakobs Baum wachse auf einem dünnen Strich Erde, ohne eine einzige Wurzel, jeder Windhauch könne diesen Baum umlegen. Jakob habe mit diesem Baum sich selber dargestellt, sagte die Therapeutin, Jakob sei wie dieser Baum: ohne Wurzeln, ohne Lebenskraft, ohne Wuchsenergie, ohne Vertrauen zu sich selber. Weder der Baum noch das Kind stünden auf festem Grund.

Kaum wagte ich zu fragen, wie in einem solchen Fall die Therapie aussehe. Die Therapie bestehe lediglich in der Umkehrung des auslösenden Erlebnisses, erklärte die Therapeutin, statt der totalen Wehrlosigkeit müsse Jakob das Gegenteil erfahren, er müsse erfahren, *nicht* wehrlos zu sein. Das sei alles.

Was das konkret heiße?

Jakob müsse das *Gefühl* bekommen, sich wehren zu *können.* Er müsse das Sich-Wehren-Können *erleben.* Er dürfe es nicht bloß gesagt kriegen, nein, Jakob brauche das *gegenläufige Erlebnis* zu dem *Erlebnis* von damals, eine gegenläufige *Erfahrung* zu der *Erfahrung* von damals. Das sei alles.

»Das heißt konkret?«, fragte ich.

Jakob werde schießen, sagte die sanfte, grauhaarige Frau Biliewski, er werde ein Luftgewehr in die Hand bekommen und auf eine Scheibe schießen in ihrem Garten.

Wie bitte? Das hörte sich anders an als locker locker locker.

Was durch Emotionen zerstört werde, werde nur durch Emotionen geheilt, erklärte Frau Biliewski, nicht durch *Bewusstmachen* und *Verbalisieren* à la Freud. Die Therapie bestehe in der Umkehrung des ursprünglichen Geschehens. Das sei alles, das sei Psycho-Logik.

Die Sicherheit dieser Frau imponierte mir.

Zum Abschied erhielt ich einen Verhaltenskatalog. Erstens: Die Mutter des Kindes muss sich einen Freund zulegen, einen Hausgenossen. Darauf müsse sie bestehen, es müsse ein männlicher Erwachsener ins Haus kommen, weil ein vor der Pubertät stehender Junge die Nähe eines männlichen Erwachsenen *brauche.* Jakob müsse *erleben,* wie ein erwachsener Mann sich benehme, wie er sich rasiere, wie er eine Jacke anziehe oder ausziehe, wie er eine Krawatte binde oder eine Frau anlächle.

Woher nehmen und nicht stehlen?

Das sei ihre Sache nicht, sagte die Sprachheilerin kühl. Zweitens möge ich auf meine Sprache achten und kein unbedachtes Wort benutzen, falsche Wörter gefährden die Therapie. Sie schlug eine Liste mit *verbotenen* Wörtern vor, zum Beispiel die Wörter *Stottern* und *Glatze* seien rigoros zu streichen und zwar für alle, für Geschwister wie für Freunde, einfach für jeden, der das Haus betrete. In diesem Punkt müsse ich streng sein.

Drittens: Die größte Gefahr für die Therapie sei die Schule, weil die Schule zusammenhaue, was wir therapeutisch aufbauten. Die Lehrer wollten bekanntlich nur ihren Lehrplan erfüllen, ein Kind mit Sprachproblemen interessiere sie nicht. Das müsse ich bedenken.

Ich versprach, jederzeit daran zu denken.

»Magst du wieder einmal zu mir kommen?«, fragte Frau Biliewski Jakob zum Abschied, »wir könnten Mensch-ärgere-dich-nicht spielen.«

Über Jakobs Gesicht lief eine Welle freudiger Zustimmung. Er nickte stumm und legte, als Frau Biliewski ihm zum Abschied ihre von Arbeit gezeichnete Hand gab, seine Hand in ihre Hand, seine Augen strahlten.

Frohgemut verließen wir das Haus, gingen den Gartenweg zurück, vorbei an einem schiefen Sofa mit einer zerfledderten Puppe und viel wildem Malzeug, hinauf zum verwitterten Törchen. Jakob drehte sich um und winkte, Frau Biliewski winkte zurück.

Wir brauchen einen Hausgenossen, sagte ich zu Hadwig.

Ich werde den Partygast Ekkehart ins Haus bitten, der als Einziger den Namen der Therapeutin wusste, auch wenn Ekkehart als kinderloser Junggeselle wenig Ahnung von Kindern hat. Hadwig stimmte zu.

Die drei Kinder fanden den neuen Hausgenossen erstmal ganz witzig. Aber als Ekkehart zu oft von Bedürfniskritik sprach, von wahren und falschen Bedürfnissen und von Verschwendungskapitalismus, lachten sie nur. Und wollten nicht wissen, wer Herbert Marcuse war und was der sagte. Aber Ekkehart glaubte, es sei an der Zeit, die Verhältnisse zu ändern und den *neuen Menschen* hervorzubringen. Er wollte Jakob *härter* anfassen.

»Ein Junge von bald zwölf Jahren gehört nicht in den Glaskasten«, sagte Ekkehart, »sondern muss die Härte des Lebens spüren.«

Ich war bereit, mit dem verhältnismäßig jungen (und hübschen) Mann über alles zu reden, nur nicht über Kindererziehung und schon gar nicht über Jakob.

Das hielt Ekkehart für falsch.

Über Kindererziehung müsse Konsens herrschen zwischen Liebesleuten, sagte er, da dürfe es keine Differenzen geben.

Als ich ihm widersprach, nannte er mich eine *hysterisch auf ihre Kinder fixierte Mutter,* da schlug ich ihm vor, sich eine andere Liebste zu suchen mit anderen Kindern. Und telefonierte für ihn nach einem Taxi.

Die Buben in Jakobs Klasse taten plötzlich, als sei Jakobs Haarlosigkeit ansteckend oder als sei Jakobs kahler Kopf giftig. Jakobs Nebensitzer wollte eines Tages nicht mehr neben ihm sitzen und suchte sich einen anderen Partner. Jakob musste allein sitzen. Als Einziger der Klasse.

Der Lehrer fand nichts dabei. Er übersah Jakobs Verzweiflung. Jakob blieb abgesondert, wurde gemieden, konnte nichts dagegen tun, nichts sagen, nichts fragen. Jakob konnte sich weder verbal noch körperlich wehren.

Oh, ihr Pädagogen. Wann zerspringt eine Bubenseele?

Es wurde Zeit für einen neuen Versuch gegen die verdammte Alopecie.

Der sechste Versuch: Protein-Haarwasser

Lange Zeit hatten wir Jakobs dünne, haarlose Haut sich selber überlassen und nichts unternommen. Wir hatten gehofft, es werde irgendwann irgendwie irgendwas geschehen, weil die Natur in ihrer Güte Haare wachsen lässt, weil die Natur Wunder vollbringt, jedes Frühjahr aufs Neue.

Aber so einfach funktioniert die Güte der Natur nicht.

Die Bestandsaufnahme im Herbst 72 war niederschmetternd: Jakob hat kein Haar mehr auf dem Kopf, er ist der Kleinste der Klasse, seine Hosen werden nie zu kurz und nie zu eng, als habe er aufgehört, zu wachsen. Beim Turnen ist er zu schwach für den Bauchaufzug. An den Ringen kann er sich kaum halten. Beim Fußballspielen wird er in keine Mannschaft gewählt. Immer bleibt er übrig und steht am Rand des Spielfelds, zum Zuschauen verurteilt. Eine Schulstunde lang. Den Turnlehrer stört das nicht.

Mein haarloser zwölfjähriger Sohn ist klein, kraftlos, müde. Im Unterricht bleibt er stumm. Sprechen kann er nicht. Er sitzt allein. Er ist unfähig, zu turnen. Seine Schrift ist eine Katastrophe.

Wenn er wenigstens Haare hätte!

Vielleicht wissen Ärzte in einer Universitätsstadt mehr über die verfluchte Krankheit namens Alopecie? Vielleicht kennt ein Tübinger Dermatologe ein Mittel gegen Jakobs hochglanzlackierte papierdünne Kopfhaut? Vielleicht hat ein Tübinger Doktor eine einleuchtende Erklärung dafür und ein sicheres Mittel dagegen?

»Aha«, sagte der namhafte Tübinger Hautarzt, »eine klassische Alopecia totalis.«

Nun ja, das war insoweit nichts Neues.

Der namhafte Hautarzt verordnete, ohne viel zu fragen, ein französisches Proteinhaarwasser. »Denn«, sagte er, »Haare sind ein Proteinprodukt, also fehlen dem Kind essenzielle Proteine.«

»Wie das?«, fragte ich mich im Stillen, »warum sollen dem Jungen essenzielle Proteine fehlen, seinen Geschwistern aber nicht?« Weder Jakobs Schwester noch sein kleiner Bruder litten unter essenziellem Proteinmangel, sie haben beide prächtiges Haar, warum ist das bei Jakob anders, obwohl er das Gleiche isst und trinkt wie seine Geschwister? Wie kann bei gleichen Bedingungen einmal ein essenzieller Mangel entstehen und ein andermal nicht?

Womöglich ist Alopecie gar keine Frage der Protein-*Zufuhr*, sondern der Protein-*Verarbeitung*? Eine Frage des Protein-*Stoffwechsels*? Aber gibt es das: Eine Protein-Verarbeitungs-Störung in einem kindlichen Organismus?

Falls ja, wie kommt es dazu? Und hilft in einem solchen Fall ein Protein-Haarwasser? Müsste die Proteinstörung, wenn überhaupt, dann nicht von *innen* kuriert werden statt äußerlich mittels Haarwasser? Müsste man nicht auf den *Stoffwechsel* einzuwirken versuchen, statt unmittelbar auf die Kopfhaut? Aber wie geht das? Wie wirkt man auf den Stoffwechsel ein?

All das fragte ich *mich,* nicht den Arzt. Der Tübinger Hautarzt stellte solche Fragen nicht. Und ich äußerte sie nicht.

Wir nahmen das Rezept in Empfang, besorgten in der Apotheke das französische Protein-Haarwässerchen und natürlich rieben wir es ein, abends und morgens, drei Monate lang, genau wie verordnet. Denn irgendwie hofften wir eben doch auf Besserung.

Aber als Weihnachten nahte, konnten wir immer noch keine Veränderung auf der kahlen Kopfhaut entdecken, keine Spur eines Härchens. Jakobs Kopfhaut war glatt, glänzend, papierdünn wie gehabt und Jakob fand, das Protein-Haarwasser mache wenig Sinn.

Dennoch rieben wir die dunkelbraune Flüssigkeit in die gipsweiße Haut ein bis zum letzten Tropfen. Denn ganz im Innern nistete eben doch ein Fünkchen Hoffnung, genau wie die Sorge, etwas Essenzielles zu versäumen, wenn wir auf das essenzielle Wässerchen verzichteten.

An Weihnachten 72 gaben wir die Hoffnung auf und ersparten dem Tübinger Hautarzt, den totalen Misserfolg seiner Alopecia-totalis-Therapie in Augenschein nehmen zu müssen. Die leere Protein-Haarwasser-Flasche wanderte in den Müll. Ende einer Hoffnung.

Um Jakob zu erfreuen, besorgte ich bei einem Schreiner ein großes Holzbrett (zwei mal zwei Meter), das kaum durch die Kellertür passte. Im großen, leeren Hobby-Raum kam das Brett auf zwei Holzböcke, und die spielzeugeisenbahn-unkundige Mutter besorgte ein Paket Schienen plus Weichen, dazu einen Bahnhof, Brücken, Häuser, Berge und Tunnelröhren, dazu ein paar blühende Bäume und eine Menge Waggons und Lokomotiven der Marke Märklin.

Vielleicht dass ein Sammelsurium von Metall- und Plastikteilchen ein Bubenherz trösten konnte.

Jakob musterte die Sachen, machte sofort einen Plan, entwarf schwungvolle Trassen mit schwierigen Ausweich- und Überholstellen, versah die Berge mit Tunnels und die Täler mit Brücken, er kniete, hockte und lag unter dem großen Brett und legte Leitungen für ein hochkompliziertes Transportsystem. Er schaffte unermüdlich, als baute er etwas Wichtiges, Schönes, Nützliches. Keiner schalt ihn einen Verschwender, wenn er neue Lokomotiven, Kohlewagen, Speise- und Schlafwagen oder Güter- und Tankwagen bei mir bestellte oder wenn das Kabelgewirr unter dem Brett chaotische Ausmaße annahm und Jakob zu den drei Transformatoren einen vierten brauchte. Bedürfniskritik? Konsumverweigerung? Verschwendungskapitalismus?

Nicht bevor Frau Biliewski davon sprach.

Der zwölfjährige Jakob wurde Herr eines anspruchsvollen Transport-Systems, behob Schäden mit großer Ruhe, und wenn es ihm gelang, ein paar Züge nacheinander in Fahrt zu bringen, leuchteten seine Augen. Das Geräusch der kleinen Räder auf den Schienen war für ihn die schönste Advents-Musik im Winter 72. Und keiner krittelte an ihm herum.

Ekkehart war verschollen.

Während Jakob im Keller saß, las Hadwig die Geschichte von der Belagerung der Stadt Troja und der Entscheidung im zehnten Jahr, wie sie ein Dichter namens Homer beschrieben und der Tübinger Rhetorikprofessor Walter Jens kindgerecht nacherzählt hat. Hadwig las die Geschichte ohne zu ermüden und Luca hörte daumenlutschend zu, obwohl er die Episoden alle längst auswendig kannte.

Zehn Jahre dauerte die Belagerung der Stadt Troja, sagte Hadwig, als Luca schlief, vielleicht braucht es zehn Jahre, um Jakobs Krankheit zu besiegen? Seine Alopecie dauert nun schon sechs Jahre.

Das hieße, wir müssen noch vier Jahre auf einen glücklichen Zufall warten?

»Mutter Thetis«, sagte Hadwig, »besorgte ihrem Sohn Achill Waffen, damit er gerüstet war für den Kampf mit Hektor. Was besorgst du für Jakob? Mutter Thetis gab ihrem Sohn einen Panzer, Schild und Schwert – welche Waffen geben wir Jakob?«, fragte Hadwig.

»Wir liefern ihm den Panzer der Schulverachtung, den Schild der Hoffnung, das Schwert des Selbstbewusstseins«, sagte ich.

»Selbstbewusstsein?«, fragte Hadwig böse, »Ohne Haare? Wie das? Odysseus hielt von Klugheit mehr als von Tapferkeit«, sagte sie, das habe sie Jakob oft gesagt und auch, was Homer über die Menschen sage, dass sie wie Blätter sind, die grünen, aber ein Wind treibe sie hinab. Jakob habe groß geschaut und verstanden: Auch seine Feinde treiben eines Tages hinab wie Blätter im Wind.

Aber vorerst triumphierten sie.

Im Frühjahrszeugnis rutschte Jakob in allen Fächern eine Note ab, was ihn bekümmerte. Aber waren Zeugnisse wichtig? In fast allen Fächern hatten die Lehrer gewechselt, und nicht einer der neuen Lehrer benahm sich gegen Jakob anders als die alten: Die Herren und Damen Pädagogen waren von kalter Gleichgültigkeit gegenüber dem kleinen kahlen Jakob.

Da machten wir ihm klar: Zeugnisse sind nicht wichtig. Wichtig allein ist die Frage, ob es auf dieser Welt etwas gibt, das Haarwurzeln aktiviert. Nur das wollen wir wissen.

Denn noch immer glaubten wir, es komme nur darauf an, die Haarwurzeln anzuregen. Irgendwie. Ein Irrtum, wie sich zeigen sollte.

Jakob vermied es, in einen Spiegel zu schauen.

Morgens betrat er das Bad mit gesenktem Kopf, heftete den Blick auf Zahnbecher und Zahnbürste, wusch das Gesicht tief gebeugt über dem Waschbecken, trocknete sich tief gebeugt ab, ging rasch hinaus.

Seine Gesichtshaut wurde dünn wie seine Kopfhaut und kriegte einen Stich ins Fahl-Gelbe. Und wenn Jakob den Kopf in den Nacken legte, bildeten sich in seinem Nacken Falten wie bei einem alten Mann. Seine Augen kriegten rote Ränder, seine Nase lief immerzu. Und als im Frühjahr 72 die ersten Gräser hinter dem Haus sprossen, ging die Dauer-Nieserei wieder los, fünfmal, zehnmal hintereinander, Jakobs Augen tränten mehr als sonst. Und das Schlimmste war: Die letzten Augenbrauen fielen aus und die letzten Wimpern folgten ihnen nach. Was drohte noch?

Fielen bald auch Jakobs Zähne aus? Brachen demnächst seine Knochen? Schwanden ihm die Muskeln? Wo würde/sollte/konnte/

musste das enden? Und kein Doktor weit und breit, der Rat und Hilfe wusste? Keiner?

Nein, nicht einer.

Je mehr der Garten im Frühjahr prangte und Blüten hervorbrachte, desto schwerer fiel Jakob das Atmen. Hadwig und Luca schnieften auch ein wenig und rieben sich die Augen, aber Jakob röchelte nur noch.

Mitten in der Nacht stellte ich den Rasensprenger an, öffnete die Fenster, ließ die angefeuchtete Luft in sein Zimmer, hoffend, sie binde die Pollen und mache sie weniger aggressiv, aber das half wenig.

Dennoch bestand Jakob darauf, morgens zur Schule zu radeln, er *wollte* zur Schule gehen, wollte nicht verweigern. Zwar musste er über blühendes Gelände radeln, egal, er zeigte seine Schul-Entschlossenheit an mit einer verärgerten Bewegung der Augen, als ich ihn fragte, ob er denn krank zur Schule wolle – wozu denn?

Wollte er seinen Feinden jeden Tag gegenübertreten, um im Ertragen von Feinden nicht aus der Übung zu kommen? Oder welchen Grund hatte er?

Freundliche Lehrer gab es nicht, freundliche Schüler auch nicht, Freunde schon gar nicht, einen erfreulichen Lehrplan auch nicht, – wozu also?

Heuschnupfen ist eine Allergie, Jakob, eine Allergie kann im schlimmsten Fall zum Ersticken führen, man kann daran sterben!!

Jetzt begriff ich. Gerade das war es, worauf er hoffte: auf den Tod.

Als in den Pfingstferien ein blauer Himmel und eine strahlende Sonne ins Grüne lockten, fuhren wir auf die Schwäbische Alb. Jakob wollte die Abteikirche in Zwiefalten sehen. Er saß, die Autokarte auf den Knien, vorn im Auto neben mir und gab per Handzeichen die Richtung an. Hadwig und Luca saßen hinten.

Wir hatten keine Eile, fuhren geduldig hinter einem mit Kindern besetzten Bus, als Jakob plötzlich mit dem Kopf nach vorne schoss, nach vorn und tief nach unten, bis sein Kopf zwischen seinen Knien verschwand.

Was war los?

Jakob hatte lange vor uns gesehen, dass die Kinder im Bus vor uns, auf der Rückbank sitzend und sich langweilend, plötzlich in flatternde Bewegung gerieten, einander etwas mitteilten und lachend auf Jakob zeigten. Die Kinder hatten den haarlosen weißköpfigen Jungen entdeckt, einen weißen Luftballon mit Augen und Nase. Zum Totlachen.

Noch länger hinter dem Bus herzufahren, empfahl sich nicht, überholen ging nicht, die Straße war eng, steil und kurvig, wenden ging auch nicht, also trat ich den Gashebel durch und überholte. Das Manöver dauerte zu lange, die hinten im Bus Sitzenden teilten den vorn Sitzenden die Sensation mit, worauf die lachenden, schreienden Kinderköpfe von der Rückscheibe des Busses blitzschnell auf die Fenster an der Seite wechselten. Die Kinder glotzten auf die vorbeirollende Sensation und schrien und lachten.

Jakob verharrte tief gebückt, den Kopf mit den Händen bedeckend.

Wir lernen, in Zukunft heißt es, Abstand halten zu jedem Bus. Es heißt, sich einem Bus erst dann zu nähern, wenn eine klare Überholchance bestand. Besser, wir hielten uns von allen Verkehrsteilnehmern fern. Noch besser, wir verzichteten auf die Alb und blieben zu Hause und überließen Himmel und Erde den behaarten Barbarenkindern.

Der siebte Versuch: Quarzlampenbestrahlung

Endlich fiel mir Dr. Maiwald ein, der sanfthändige Hautarzt, der mir vor einigen Jahren einen Leberfleck narbenfrei entfernt hatte. Der Dermatologe mit den schönen Händen wusste vielleicht mehr über das Rätsel Alopecie als andere Ärzte. Jakob war einverstanden.

Dr. Maiwald strich behutsam über Jakobs Kopfhaut, die dünn wie Seide die Schädelknochen umspannte. Er schwieg lange, sprach leise, als bitte er im Voraus um Verzeihung für das eventuelle Scheitern der Therapie, die er vorschlug: Bestrahlen mit der Quarzlampe. Mehr als ein »Vielleicht« könne er nicht versprechen, sagte der freundliche Arzt.

»Wahrscheinlich ist Alopecie die Folge einer Durchblutungsstörung«, sagte er, »deren Ursache wir nicht kennen, aber sicher ist das nicht, sicher ist gar nichts bei dieser Krankheit.« Das scharfe, jedoch nicht heiße Licht der Quarzlampe könne – vielleicht! vielleicht! – die Durchblutung anregen, mehr könne eine Quarzlampe nicht tun, aber mehr könne man sowieso nicht tun, zumindest kenne er nichts anderes bei Alopecia totalis.

Noch einmal Bestrahlen? Nach Grenzwellen und Kurzwellen jetzt mit der Quarzlampe …?

Ich versprach mir nichts davon, aber Jakob fasste Vertrauen zu Dr. Maiwald und glaubte, was der Mann sagte: Von der Quarzlampe *könne* Hilfe kommen, sie *könne* die *Haarwurzeln* vielleicht aktivieren.

Folgsam ging Jakob in den Nebenraum, setzte sich auf einen Hocker, den ein Mädchen ihm hinschob, das Mädchen lächelte lieb und still, knipste die Lampe an und bestrahlte langsam mit kreisenden Bewegungen Jakobs überzarte Haut, zehn Minuten lang. Sie tat es geduldig, freundlich lächelnd.

Das Mädchen tat es auch in der folgenden Woche und in den folgenden Monaten. Stets wartete Jakob geduldig, im Wartezimmer lesend, bis er gerufen wurde. Dann beugte er den Kopf, hielt zehn Minuten still, bis alle Bestrahlungskreise gezogen waren, und ließ sich dann nicht ohne Hoffnung nach Hause fahren.

Als das Schuljahr im Sommer 72 zu Ende ging und alle Welt von Ferien träumte, sagte Dr. Maiwald: »Wir können weitermachen, aber wir können es auch lassen, wir haben nichts erreicht, nicht die geringste Veränderung. Die Kopfhaut des Kindes ist dünn wie vor der Bestrahlung und glänzt – wie gehabt. Auch mit der größten Fantasie ist kein Fortschritt zu sehen, der kranke Glanz ist nicht im Geringsten verschwunden.«

Dr. Maiwald betonte noch einmal, Quarzlampen seien *keine kausale* Therapie, sondern nur eine *Vermutung*. Denn solange die Ursache der Alopecie nicht geklärt sei – und *das sei sie nicht* – so lange pfuschten sie alle nur herum.

»Alle pfuschen wir nur herum«, sagte Maiwald, »– wir stochern im Nebel, wenn wir ehrlich sind, aber welcher Arzt ist schon gerne ehrlich! In Wahrheit pflanzen wir nur unsere Vermutungen fort, mehr tun wir nicht. Seit den alten Griechen sind wir keinen Deut weitergekommen, auch der scharfsinnige Hippokrates fand kein Mittel gegen die Alopecie und die Griechen waren doch ein bedeutendes Kulturvolk«, sagte Maiwald und lächelte Jakob an, »auch Cäsar hatte keine Haare und wurde doch unsterblich.«

»Aber im Alter von zwölf Jahren«, sagte ich, »war auch der Kopf von Gaius Julius Cäsar mit Haaren bedeckt.«

Dann sei Jakob dem großen Cäsar eben um ein paar Jahre voraus, sagte Dr. Maiwald. Darüber musste Jakob lachen.

Schon deswegen haben die Quarzlampen sich gelohnt, dachte ich – Jakob hat einen Augenblick gelacht.

Zum Abschied legte Maiwald mir dringlich ans Herz, mit Jakob einen Kieferorthopäden aufzusuchen, denn so viel verstehe auch ein Hautarzt von Zahnmedizin, um zu sehen, dass Jakobs Zähne Anlass zur Sorge gäben.

»Die Haare können Sie vergessen«, sagte Maiwald überraschend direkt, »die Zähne des Kindes *dürfen* Sie nicht vergessen, da stimmt etwas nicht, verlieren Sie keine Zeit.«

Die Kieferorthopädin machte mir heftige Vorwürfe.

Es sei allerhöchste Zeit für eine Zahnspange, sagte sie, fast schon zu spät – einerseits. Andererseits hinke der Junge einer normalen Zahnentwicklung weit hinterher, um mindestens zwei volle Jahre! Milchzähne bei einem Zwölfjährigen seien skandalös!

Dann sei es ja wohl nicht zu spät für eine Spange, sagte ich, zumal es wohl kaum Schuld der Mutter sei, wenn Milchzähne nicht ausfallen und die zweiten nicht nachschieben wollen.

Die Ärztin schwieg wütend und verpasste Jakob eine Spange für Ober- und Unterkiefer, sperrige Dinger aus Plastik und Metall. Jakob freute sich über das Hindernis in seinem Mund, denn alle Buben in seiner Klasse trugen solche Konstruktionen. Nun war auch er Zahnspangenträger und seinen Kameraden in einem Punkt gleich. Das machte ihn froh.

Jakobs Abschlusszeugnis für die zweite Gymnasialklasse fiel passabel aus. Jakob arbeite und betrage sich *gut,* vermerkte die Klassenlehrerin – als sei es *gut,* wenn ein Schüler sich nie zu Wort meldet und das Reden andern überlässt. Wer Ohren hatte zu hören, der hörte in Jakobs Schweigen einen lautlosen Schrei. Aber kein Lehrer hatte Ohren für einen Buben mit Alopecia totalis und totaler Sprachstörung.

In den ersten Ferientagen rief ein gewisser Herr Friedrich an, einer der Partygäste vom vergangenen Sommer in Tübingen, um zu fragen, bevor er sich aufmachte in die Bretagne, wie es Jakob gehe. Ob wir vom sagenhaften Dr. Sunten gehört hätten, einem ehemaligen Leibarzt des Scheichs von Arabien.

Nein, von einem solchen Mann hatten wir noch nicht gehört.

Jakob habe ihm leid getan, sagte Herr Friedrich, der Haare wegen und auch des Sprechens wegen, bisschen viel auf einmal, was der Junge aushalten muss.

»Und jetzt auch noch die enorm verzögerte Zahnentwicklung«, sagte ich.

Na sehn Sie, sagte Herr Friedrich, es müsse doch etwas geben, was Jakob helfe, das gäbe es doch gar nicht, dass es gar nichts gebe! So ein Leibarzt wisse vielleicht mehr als die hiesigen Nullachtfuffzehn-Doktors. Der berühmte Medikus praktiziere als Pensionär auf der Alb, nur gegen Voranmeldung, keine Kassen natürlich, die Nummer habe er zufällig, ob ich notieren wolle.

Ich notierte und dankte und fragte Hadwig, was sie von einer Therapie aus Tausendundeiner Nacht halte. Hadwig sagte, in Arabien wisse man vielleicht mehr über eine jahrtausendealte Krankheit als in Europa.

Das wäre dann der wie vielte Versuch?

Hadwig dachte nach: Grenzwellenbestrahlung, Thuja-Tropfen, Tübinger Haarwein, Kurzwellenbestrahlung, Cortisonhaarwasser,

Proteinhaarwasser, Quarzlampenbestrahlung – sieben Versuche und immer nichts. Das wäre dann der achte Versuch, mit orientalischer Hilfe.

Jakobs Kopfhaut war spiegelglatt, luftballondünn, ohne Struktur, ohne Poren, als atme die Haut gar nicht. Und das nach sieben Therapien und jetzt noch eine Therapie? Und dann noch eine und noch eine und noch eine? Wie viele denn noch? Und immer nix?

Im Grunde pflanzen wir nur unsere Vermutungen fort, hatte Maiwald gesagt – in Wahrheit stochern wir alle im Nebel ... Aber vielleicht gab es in einem Märchenland märchenhaft gute Einsichten?

Ich telefonierte mit der Praxis Dr. Sunten.

Aus des Märchen-Doktors Stimme schwangen Güte und Gnade, aber es gehe erst in zwei Wochen, sagte die Stimme, nachmittags um halb vier.

Achter Versuch: Massage und Frischzellen

Zwei Wochen später fuhren wir auf die Alb. Die weiße Villa des Märchendoktors stand am Dorfrand, wo Wiesen und Äcker übergingen in einen schon herbstbunten Wald. Neben der Gartentür ein kleines Namensschild, kein Hinweis auf Sprechzeiten und Kassen.

Wir klingelten, nannten Namen und Anlass.

Der Summer öffnete, wir gingen zum Haus, traten ein, niemand empfing uns. Als wir eine Weile im Flur gestanden hatten, ertönte von oben eine Frauenstimme: »Gehen Sie rechts in das Zimmer und warten Sie.»

Wir gingen rechts in das Zimmer und warteten.

Das Wartezimmer war leer. Aus dem gegenüberliegenden Sprechzimmer drang kein Laut. Wir warteten schweigend. Niemand kam, niemand ging. Keine Zeitschrift lag auf dem Tisch, kein Bild hing an der Wand. Hier übte man sich in Geduld und Demut. Nach einer halben Stunde ging die Tür auf, ein stämmiger Endsechziger erschien, schlüpfte in einen weißen Mantel und kommandierte: »Gehen Sie hinüber.«

Mutter und Sohn gingen hinüber. Keine Begrüßung, kein Lächeln.

Nur eine Frage. Die Tür schließend fragte Dr. Sunten: »Wie alt ist die Alopecie?« Ich meldete militärisch knapp: »Totalis seit einem Jahr, areata begann vor sechs Jahren.«

»So«, sagte Sunten, »totalis nach fünf Jahren areata, aha.« Der Doktor legte beide Hände auf Jakobs Kopf, schob dann eine Hand in Jakobs Nacken, die andere an Jakobs Stirn, bewegte die Hände ruckartig gegeneinander, drückte die Haut wellenförmig zusammen.

»Das fördert die Durchblutung«, sagte Dr. Sunten.

»Ist Alopecie eine Frage der Durchblutung?«

»Die Fragen stelle ich«, sagte der Scheicharzt streng.

»Mehr ist nicht zu tun, als diese Massage?«, fragte ich nach einer Weile des Schiebens und Drückens.

»Ich sagte: Keine Fragen!«, sagte Dr. Sunten, »Nein, mehr ist nicht zu tun, morgens und abends fünf Minuten vom Nacken zur Stirn und von einem Ohr zum andern, danach Proteinhaarwasser.«

»Proteinhaarwasser hatten wir schon – ohne Erfolg.«

»Ohne Erfolg?«

Dr. Sunten dachte nach. »Das Beste wäre eine Radikalkur – wie alt ist er?«

»Zwölf.«

»Zwölf! Zwei volle Jahre hinter der normalen Entwicklung! Der Rumpf – zu kurz! Die Hände – zu zart! Das sind Mädchenhände! Puppenhände! Zeig die Zähne: zwei Jahre hintendran. Stimmbruch null. Bartflaum null. Also gibt es nur eins: Frischzellen!«

»Frischzellen?«

»Frischzellen! Teuer! Siebenhundert Mark pro Kur, die Kasse zahlt nicht, besprechen Sie das mit Ihrem Mann.«

»Frischzellen – in einen pubertierenden Körper?«, fragte ich.

»Er pubertiert ja nicht!«

»Aber er steht an der Schwelle, Herr Doktor.«

»Über die Schwelle kommt er nicht«, sagte Dr. Sunten.

»Warum nicht?«

»Das sehen Sie ja!«

»Ich sehe – dass, aber nicht – weshalb.«

»Fragen Sie Allah!«

»Allah antwortet mir nicht – Frischzellen sind eine Therapie für alte Männer, Konrad Adenauer erhielt Frischzellen, Papst Pius der Zwölfte erhielt Frischzellen, aber ein Kind – – ?«

»Der Junge ist vergreist, das sehen Sie doch! Er braucht eine Verjüngungskur!« Sunten hatte Recht, Jakob war vergreist.

»Vielleicht ist das Kind vergreist, weil gewisse Hormone nicht vorhanden sind oder nicht zur Wirkung kommen«, sagte ich, »– Stimmbruch, Bartflaum, Zahnentwicklung, Rumpflänge, Knochenwachstum – alles Prozesse, die hormonell gesteuert werden, die Frage ist, warum sind die Hormone nicht da? Oder wenn sie da sind, warum wirken sie nicht?«

»Fragen Sie Allah!«

Ich frage: »Werden die Hormone in Jakobs Körper nicht *produziert* oder nur nicht *verteilt*? Vielleicht werden sie produziert, aber im Körper nicht verteilt? Es könnte ja sein, dass die Hormone produziert und dann auf Halde gelegt werden, das hieße, wir hätten kein Problem der *Produktion,* sondern der *Distribution.* Haben wir aber ein Problem der Distribution, dann bewirken Frischzellen nichts, denn auch sie kämen auf Halde. Die Folgen wären nicht abzuschätzen.«

Dr. Sunten sah mich erstaunt an. »Sind Sie Kollegin?«, fragte er.

»Wie bitte?«

Dieser gestrenge Herr, erfahren in seiner Zunft in mehreren Ländern, hielt mich für eine Kollegin? Für eine Medizinerin? Hielt das, was ich sagte, für ein fachmännisches Argument? Suntens Frage machte mich stolz und verlegen zugleich.

»Leider nein – nur Philosophie«, sagte ich kleinlaut.

Sunten lachte schallend.

»Philosophierende Weiber, sagt Nietzsche«, sagte Dr. Sunten, »haben zumeist ein defektes Sexualsystem.«

»Defekt, Herr Doktor, war vermutlich Nietzsches Sexualsystem, wie bei so vielen Syphilitikern im 19. Jahrhundert.«

Der Doktor fuhr auf: »Ich betrachte das Gespräch als beendet«, sagte er wütend, riss die Tür auf, schob Mutter und Sohn hinaus.

Jakob legte, als wir im Auto saßen, den Kopf in meinen Schoß und weinte. »Die Frischzellen soll er sich selber spritzen«, sagte ich, »und wie ein Waschbrett werde ich deinen Kopf nicht behandeln und zu einem Doktor gehen wir nicht mehr, nie mehr! Versprochen. Und wachsen wirst du schon noch, du wirst sehen, eines Tages bist du groß und stark, größer und stärker als Hadwig, größer und stärker als alle Kerle in deiner Klasse. Du wirst sehn«, sagte ich – und glaubte selber kein Wort.

Jakob behielt den Kopf in meinem Schoß, bis wir zu Hause ankamen.

»Wir müssen ihm helfen«, sagte ich zu Hadwig, nachdem die Buben schlafen gegangen waren, »wir müssen dieses verdammte Haar-Problem lösen. Die Mediziner tappen im Dunkeln, mehr als den Namen »Alopecie« wissen sie nicht, was wissen wir?«

»Wir wissen, die Follikel bleiben erhalten«, sagte Hadwig, »das hat Dr. Maiwald zu Jakob gesagt. Der Follikel ist ein Schlauch, der die Haarwurzel umschließt, das haben wir in der Schule gelernt, bleibt der Follikel erhalten, bleibt die Haarwurzel erhalten, bleibt die Haarwurzel erhalten, bleibt der Haarerneuerungsapparat erhalten. Das Problem ist nur, dass wir nicht wissen, was dem Apparat zur *vollen* Funktion *fehlt*.«

»Nahrung«, sagte ich, »– den Haarwurzeln fehlen die Nährstoffe.«

»Ja, aber nicht der Follikel ernährt das Haar, sondern die darunterliegende Papille«, sagte Hadwig, »das weiß ich aus dem Bio-Unterricht. Die Papille liegt direkt unter der Haarwurzel und ernährt die Haarzwiebel, also liegt das Problem dort, wo die Papille und die Haarzwiebel aufeinandertreffen.«

»Die Mediziner sagen, Alopecie sei eine Folge von Durchblutungsstörungen«, sagte ich, »aber läge es an der Durchblutung, dann gäbe es sommers keine best-durchbluteten rosaroten Kahlköpfe in den Schrebergärten, aber wenn es *nicht* an der Durchblutung liegt, woran liegt es dann?«

»Bei Leichen wachsen vierzehn Tage lang die Haare weiter«, sagte Hadwig, »ohne dass auch nur ein Tropfen Blut fließt, also ist Haarwuchs keine Frage von Durchblutung, sondern von etwas anderem.«

»Ja, aber von was? Heißt das Stichwort vielleicht – *Lymphe?*«, fragte ich, »und wenn ja: Was ist an Jakobs Lymphe krank? Und warum?« »So viel ist klar«, sagte Hadwig, »– Jakobs Lymphe fließt nicht richtig, denn bei ihm stockt alles, nichts läuft bei ihm außer seiner Nase: Die Zähne stocken, die Haare stocken, sein Wachsen stockt, er wird und wird nicht größer. Und warum? Weil seine Lymphe stockt und warum tut sie das? Das wissen wir nicht. Und doch ist genau das das wahre Problem, dass seine Lymphe nicht richtig läuft. Nur wer kann uns sagen, warum Jakobs Lymphe nicht richtig läuft?«

»Vielleicht hat das Schockerlebnis nicht nur auf Jakobs Seele gewirkt, sondern auch auf seine Lymphe«, sagte ich, »– ich weiß zwar nicht, wie sowas vonstatten gehen soll, aber so muss es gewesen sein. Bleibt die Frage: Warum stockt die Lymphe nach einem Schock? Oder wie muss sich Lymphe verändern, damit sie stockt und nicht mehr richtig fließt?«

Das wusste Hadwig nicht. Ich auch nicht.

Aber selbst wenn Lymphe infolge eines seelischen Schocks irgendwie träge wird und stockt, bleibt die Hauptfrage: »Wie lässt sich die gestockte Lymphe wieder verflüssigen?«, sagte ich zu meiner Tochter. »Wie lässt sich die Gestocktheit rückgängig machen? Vielleicht ist das überhaupt der Kern des Problems: die Wiederverflüssigung der Lymphe? Aber an diesen Kern kommen wir nicht heran.«

»Wieso nicht?«, sagte Hadwig, »ein am Haarbalg ansetzender kleiner Muskel richtet das Haar auf, bei *Kälte, Ekel und Schrecken,* das haben wir in der Schule gelernt.« Das heißt: Ekel und Schrecken fahren ins Haar genau wie Kälte. Ekel und Schrecken sind aber *Gefühle,* sie haben mit Kälte nichts zu tun, woraus folgt: Auch

Gefühle fahren ins Haar, genau wie Kälte. Das heißt: Der **Schock** fuhr in Jakobs Haar wie eine Kältewelle. Aber was hat das mit Lymphe zu tun? Wie sind Haar und Lymphe miteinander verschränkt? Das ist die Frage.

Ja, das genau war die Frage.

An diesem Punkt verzichteten wir auf die weitere Diskussion. Wir waren mal wieder an einer Sackgasse angelangt.

Die Sprachtherapeutin ließ wissen, jetzt sei ein Platz für Jakob frei, gleich nach den Sommerferien solle er kommen.

So fuhren wir in den ersten Septembertagen 72 nach Tübingen. Jakob stieg aus und rannte den Gartenweg hinunter zu seiner Sprachfee. Die blühenden Königskerzen überragten ihn ein ganzes Stück.

Er lächelte, als er seine Hand in Frau Biliewskis Hand legte und ihr ins Haus folgte. Ich entfernte mich und ging eine Stunde lang spazieren.

Exakt nach einer Stunde erschien Jakob wieder an der Tür, hinter ihm Frau Biliewski. Er blickte zu ihr auf, die Therapeutin plauderte mit ihm, leicht und fröhlich. Als Jakob mich sah, streckte er mir wortlos einen Becher Eis entgegen und ein Löffelchen: die Belohnung.

»Wir haben ein bisschen geschossen«, sagte Frau Biliewski.

»Auf Vögel?«, fragte ich. Jakob lachte. »Nur auf eine Scheibe«, sagte Frau Biliewski. Jakob löffelte das Eis, vergnügt seinen Lohn genießend.

»Er schießt gut«, sagte Frau Biliewski. Jakob strahlte noch mehr.

»Also bis Dienstag«, sagte Frau Biliewski. Jakob löffelte weiter und überließ es mir, den Abschiedsgruß zu erwidern.

»Schmeckt es?«

Jakob nickte. Er sagte nicht: ja. Er nickte bloß. Was habe ich erwartet? Dass er schon nach einer Stunde spricht?

Als wir im Auto saßen, streckte Jakob mir das Eis hin: »Probier mal«, sagte er.

Bitte??? Jakob hat gesprochen? Er hat gesagt: Probier mal! Jakob hat gesprochen! Ohne Stocken! Ohne Stolpern! Jakob hat gesagt: Probier mal!

Ich durfte das Eis probieren und Jakob probierte das Sprechen.

»Das Löffelchen bringen wir nächstes Mal zurück, sonst gehen Frau Biliewski bald die Löffel aus.« Jakob sagte nichts, nickte nur und löffelte weiter.

»Gespült, natürlich.«

Jakob löffelte weiter und nickte bloß: »Mhm.«

»Oder sollen wir auch den Becher zurückbringen?«

Jakob schüttelte den Kopf. – »Gut, dann bloß das Löffelchen.«

Jakob nickte: »Mhm.«

»Freust du dich auf das nächste Mal?« – »Mhm.«

»Werdet ihr wieder schießen?« – »Mhm.«

Jakob hatte ausgelöffelt und machte keinen Versuch mehr, etwas zu sagen. Aber er schaute mit neuem Blick aus dem Fenster, wach, mutig. Vielleicht hätte er gerne erzählt, wie das mit dem Schießen ging, wie schwer das Gewehr war, wie er die Kugel hineinschob und wie er anlegte und welches Gefühl auf der Backe das machte und wie es ihn durchzuckte beim ersten Schuss und wie nahe am Mittelpunkt der Schuss gesessen hatte.

»Hast du die Scheibe getroffen, Jakob?«

Jakob schaute geradeaus, hielt Becher und Löffelchen fest.

»Klar hab ich getroffen«, sagte er.

Klarhatergetroffen. Klar hat er getroffen.

Mein Gott, Jakob beginnt zu sprechen. Ist das nicht ein Wunder?

Jakob schaute auf die Straße, als mustere er einen neuen Weg.

Vier Tage später rannte Jakob wieder den Gartenweg zu Frau Biliewski hinunter. Nach einer Stunde tauchten beide im Garten zwischen hohen Büschen auf. »Wir haben ein bisschen Dschungelkrieg gespielt«, sagte Frau Biliewski. »Geh in die Küche, Jakob, und hol dir ein Eis, du weißt, wo du's findest.«

Stolz ging Jakob ins Haus.

Rasch flüsterte die Therapeutin: »Lassen Sie ihn Krieg spielen, geben Sie ihm Panzer, Flugzeuge, Zinnsoldaten, den ganzen Kriegskram, lassen Sie ihn so lange Krieg spielen, bis ich sage: Schluss! Keine Sorge, Jakob wird nicht aggressiv, er wird nicht gewalttätig, das Kriegspielen ist ein Teil der Therapie.«

Auf der Heimfahrt schwieg Jakob lange.

Dann sagte er: »Schießen ist schön.«

Er sprach ohne krampfhaftes Luftholen, ohne Stocken und Neu-Ansetzen. Schießen ist schön. Ich verstand: Sprechen ist schön.

Hadwig hatte keinen Zweifel an der Richtigkeit der Methode. »Gegen brutale Kerle helfen keine Samtpfoten«, sagte sie, »gegen Fäuste ist ein Luftgewehr das Mindeste, eines Tages wird Frau Biliewskis Methode die Oberhand behalten, weil sie eine positive Energie vermittelt.« Eine positive Energie? – Was soll das sein?

Hadwig wusste es nicht, aber sie fühle deutlich, was eine positive Energie sei.

Jakobs Winterzeugnis im Januar 73 war keine Überraschung.

Er rutschte weder nach unten noch nach oben. Im neuen Fach Latein erhielt er Befriedigend trotz einer absonderlichen Unterrichtsmethode, die anstelle einer klaren Systematik einen Wortsalat anhäufte um den Casus Akkusativ.

Noch vor Ostern wollte Frau Biliewski mir Bericht erstatten über Jakobs Fortschritte. Sie wollte es in einem Vier-Augen-Gespräch tun.

Die Kinder blieben allein zu Haus. Jakob wollte des französischen Historikers Raymond Cartier Darstellung des Zweiten Weltkriegs lesen. Er ging in den Keller, setzte sich neben seine Eisenbahn und las den *Fall Weiß*, September 1939. Lange betrachtete er die Fotos der deutschen Generäle Rommel, Guderian und Rundstedt.

»Kinder sind keine kleinen Erwachsenen«, sagte Frau Biliewski im Vier-Augen-Gespräch, »die Friedenserziehung beginnt beim Kind mit Raufereien.« Alles andere sei Wunschdenken, welches schlimme Folgen habe, denn es bewirke das Gegenteil: Wer mit fünf nicht schieße, schieße mit fünfzehn, und das sei gefährlich, sagte die Therapeutin.

Wie das zum zwölfjährigen Jakob passe, wollte ich wissen.

Das passe gut, sagte die Therapeutin, denn das Trauma habe sich ereignet, als Jakob fünf war, darum müsse die Therapie im fünften Lebensjahr ansetzen, das Problem sei, den zwölfjährigen Buben *emotional* auf den Status des Fünfjährigen zurückzudrehen, ihn aber *intellektuell* auf dem Status eines Zwölfjährigen zu halten.

Ob das den Jungen nicht zerreiße? Wie Jakob gleichzeitig ein zwölfjähriger Latein-Schüler und ein fünfjähriges Schieß-Kind sein könne? fragte ich.

Frau Biliewski ließ sich nicht beirren.

Es gehe darum, bei Jakob die *lebensnotwendige unterdrückte Mindest-Aggression* wieder zu wecken, ohne die kein Mensch leben könne, die zum Leben dazugehöre, die Leben erst ermögliche. Schon das Beißen in eine Karotte sei ein aggressiver Akt, auch Sprechen sei ein aggressiver Akt. Die Karotte werde beim Essen vernichtet und einverleibt, das Sprechen dringe in das Ohr des anderen ein. Davor scheue Jakob zurück wie das Pferd vor der Hürde. Es komme darauf an, Jakob diese Scheu zu nehmen. Jakobs Lebenskraft und Lebenswille seien fast erloschen, sie müssten erst wieder geweckt werden. Und wenn dabei Überreaktionen herauskämen, sei das nicht von Belang. Ich solle im Gegenteil den Tag preisen, an dem mein Sohn mir einen Schlag versetze und sei es mit der Handkante, weil erst dann –

»Bitte? Jakob soll die Hand gegen seine Mutter erheben? Jakob soll mir einen Handkantenschlag versetzen?«, fragte ich entsetzt.

»– genau das«, sagte die sanfte Frau Biliewski, erst das zeige, dass Jakob leben *könne*. Und leben *wolle*. Jubel sei angebracht bei Jakobs erstem Handkantenschlag, nicht Empörung. Nur wenn ich dafür einstehe, dass das geschehe, könne die Therapie mit Erfolg weitergeführt werden, sonst bleibe das Schießen verlorene Mühe, sie habe kein Interesse an einer verpfuschten Therapie, es gäbe genug Anfragen anderer Mütter, sagte Frau Biliewski streng.

Ich versprach, alles zu tun und zu lassen, was die Therapie verlange, einschließlich zu ertragender Handkantenschläge, sofern diese Phase nicht zu lange dauere.

Voraussichtlich ein Jahr, sagte Frau Biliewski, dann sei Jakob ausbalanciert und werde das friedfertigste und sanfteste Kind der Welt sein, absolut kein Streithansel.

Im Übrigen könne sie nur Gutes berichten, Jakob entwickle sich bilderbuchhaft planmäßig, schieße und spreche immer besser und freue sich, wenn er treffe, und er treffe fast immer. Dann fragte sie, ob ich wisse, was auf dem Heimweg vom Kindergarten geschehen sei, damals, vor sechs Jahren, ob ich es *genau* wisse.

Nein, genau wusste ich es nicht, ich war ja nicht dabei. Und Jakob konnte nicht sprechen, als er an der Tür stand mit den schreckerfüllten Augen, er gab nur ein paar gurgelnde Laute von sich und holte krampfhaft Luft. Der Überfall hatte ihm die Sprache verschlagen.

»Sie haben das Kind zurückgezerrt«, sagte Frau Biliewski, »dorthin, von wo es gerade gekommen war, zurück an den Ort des Schreckens.«

»Ja, ich weiß, das war meine schlimmste Fehlentscheidung, es war Wahnsinn, was ich tat, der Entschluss, nicht zuerst das Kind zu trösten, sondern nach Rache zu schreien, war völlig idiotisch – ich wollte Jakob beweisen, dass wir nicht wehrlos sind, ich wollte ihn rächen, wollte eine starke Mutter sein.«

»Sie wollten Gewalt mit Gewalt beantworten«, sagte Frau Biliewski, »aber das ist nicht das, was ein Kind in einer solchen Situation braucht. Sie hätten das Kind beruhigen und ermutigen müssen, statt ein paar Wahnsinnige züchtigen zu wollen.«

»Ist mir längst klar, muss Jakob deswegen schießen?«, fragte ich.

»Genau das«, sagte die Therapeutin, »die Zeit des Streichelns ist vorbei, dafür ist es zu spät. Jetzt muss das männliche Handwerk das weibliche ersetzen, jetzt ist Schießen angesagt statt Streicheln.«

Ich war den Tränen nahe und wollte mich verabschieden.

»Aber Sie wissen immer noch nicht, was damals *genau* geschah«, sagte die Therapeutin. – »Nein«, sagte ich, »wissen Sie es denn?«

»Allerdings«, sagte sie, »Jakob hat es erzählt, nachdem er das Zentrum der Scheibe dreimal hintereinander getroffen hat. Ich wusste, er wird reden, sobald er sich stark genug fühlt.«

»Stark genug, um es Ihnen zu erzählen, nicht mir?«

»Wundert Sie das?« – Nein, es wunderte mich nicht.

An jenem Morgen, sagte Frau Biliewski, hatte Jakob tatsächlich vergessen, was wir beim Frühstück vereinbart hatten, nämlich dass er allein nach Hause laufen wollte. Er habe an der Kindergartentür lange gewartet, bis seine Mama ihn abholen käme. Endlich fiel ihm wieder ein, was sie verabredet hatten, und er lief los, hoffte, seine Mama werde doch noch mit dem Auto kommen, weil es schon so spät war.

Er lief, den rechten Arm eingegipst bis zur Schulter, den Mantel lose übergehängt, die Straße entlang, es fing zu schneien an, plötzlich waren die zwei Kerle da, ein Riese mit einem Schal, der andere mit einer schwarzen Mütze, der Riese packte Jakob am Hals und sagte: »Nimm ihn von hinten!« Da zerrte der andere Jakobs Arme auf den Rücken, den gesunden und den kranken Arm, Jakob schaute auf den Riesen, was der vorhabe, da schlug der schon zu, mit der Hand, mit der Faust, schlug überallhin, wo er treffen konnte und er konnte überall treffen, Jakobs Arme wurden von hinten festgehalten, solange der Große schlug, rechts und links in Jakobs Gesicht, auf den Kopf, auf die Brust, in den Magen, immer wieder, Jakob glaubte, der Mann schlage ihn tot, er wurde geschlagen bis der Große genug hatte und kommandierte: »Lös mich ab!«

Da packte der Große Jakob von hinten und der andere schlug zu, wie der Große geschlagen hatte, das Totgeschlagenwerden ging weiter, bis der Zweite genug hatte, dann packte der Erste wieder zu, drückte Jakobs Kopf in den Schnee, so tief, dass Jakob keine Luft mehr kriegte, dann wurde sein Kopf an den Haaren hochgerissen, dann schlugen beide abwechselnd in Jakobs kaltes heißes Gesicht, schlugen mit der flachen Hand, schlugen und schlugen und schlugen und Jakob glaubte, jetzt sei er tot. Als die beiden genug vom Schlagen hatten, wurde Jakob die Mütze über das Gesicht gezogen und einer sagte: »Hau ab und sag kein Wort, sonst schlagen wir dich tot!«

Jakob taumelte nach Hause, sagte kein Wort, stand an der Tür – und musste zurück in die Hölle …

Ich rannte aus dem Zimmer, blind vor Tränen.

In einem Spielzeugladen kaufte ich einen Panzer, den größten, den es gab, mit einem mächtigen Geschütz, das größer nicht hätte sein können.

Zu Hause kniete Jakob im Keller auf dem Boden und studierte anhand von Landkarten die Strategie des Falles Gelb. Als er mich sah, sagte er: »Rundstedt hatte sieben Panzerdivisionen am 9. Mai neunzehnhundertvierzig.« »Da hast du einen von Rundstedts Panzern«, sagte ich und begriff: Jakob hat einen ganz langen Satz gesagt, ohne Stocken und Stolpern, fließend kam aus seinem Mund: Rundstedt hatte sieben Panzerdivisionen am 9. Mai 1940. Kein Stocken, kein Stolpern, kein Hindernis auf dem Weg zu Ru-nd-stedt. Nichts hielt Jakobs Sprechen auf. Rundstedt hatte sieben Panzerdivisionen, gelesen, mitgeteilt, als sei das nichts Besonderes, als wolle Jakob nur mal beiläufig erwähnen, Rundstedt hatte sieben Panzerdivisionen am 9. Mai 1940. Kein quälendes Luftholen, kein Doppeltansetzen, keine Pause, kein Zögern. Rundstedt hatte sieben Panzerdivisionen. Weiter gab es keine Frage und keine Mitteilung. Und kein Problem.

Wie viel Divisionen hatte Rundstedt?

»Sieben«, sagte Jakob, ohne das Studium der Landkarte zu unterbrechen, »– Rundstedt wollte die Maas überqueren, bei Sedan.«

»Bei Sedan? Wozu das denn?«

Jakob richtete sich auf und sah missbilligend auf seine ignorante Mutter.

»Na, um Südbelgien und Luxemburg zu besetzen.«

Dann beugte er sich wieder feldherrngleich über die auf dem Boden hingebreitete Karte und überfuhr mit seinen Panzern viele Stellungen vieler feindlicher Einheiten und stellte den Kampf dar mit Zisch-Krach-Platz-Rrrums-Getöse.

Ich setzte mich und wartete, bis Jakob weitersprach. Aber Jakob sprach nicht weiter. »Und Guderian?«, fragte ich.

»Guderian?«, fragte Jakob und dachte nach.

»Ich darf jetzt keinen falschen Ehrgeiz entwickeln«, dachte ich und sagte nur: »Zum Abendessen gibt es Kartoffelbrei und Sauerkraut, dein Lieblingsessen.«

Hinter mir hörte ich das Gefecht Guderians im Mai 1940: Hiii! Krach! Tschak! Boing! Die Stukas greifen an! Zziiiisch, brrrch.

Jakob kämpfte und war dabei, zu siegen.

Nach dem Essen saß er wieder im Keller und ließ die Ketten eines Panzers über seinen Handrücken rasseln, während er las.

»Was war mit Dünkirchen?«, fragte ich, da war doch was im Sommer 40.

»Dünkirchen war gedacht als strategische Falle«, sagte Jakob, »aber sie schnappte nicht zu.«

»Warum schnappte sie nicht zu?«

Jakob beugte sich über die Karte und suchte mit dem Finger die Stadt.

»Weil es Hitler pressierte mit dem »*Fall Rot*«, erklärte er, »weil Hitler nach Paris vorstoßen wollte, obwohl Guderian mit seinen Panzern nur acht Kilometer von Dünkirchen entfernt war und die Infanterie bloß drei, aber in der Festung Dünkirchen herrschte eine chaotische Befehlslage und so ließ Hitler 340.000 alliierte Soldaten entkommen, zwölf Divisionen, eine Scheiß-Strategie, ich muss noch Mathe machen.«

Er stand auf und ging hinauf in sein Zimmer. Als er seine geometrischen Aufgaben beendet hatte, waren am Heftrand viele, viele Panzer aufgefahren.

Eines Abends stand Robert an der Tür.

Es sei dringend, sein Freund, der Kieferchirurg, habe ihm ins Gewissen geredet, der Kieferchirurg habe Jakob neulich in der Stadt gesehen und sei entsetzt gewesen über den *kahlen Kopf.*

Sehr aufmerksam vom Herrn Kieferchirurgen!

Darum gehe es nicht, sagte Robert, sondern darum: Sein Freund habe einen Kollegen in Tübingen, der in seiner Freizeit als Allgemeinarzt praktiziere. Kollege Dr. Bledt sei kein studierter Mediziner, sondern nur Doktor der Zahnmedizin, genieße aber als Freizeit-Mediziner einen sensationellen Ruf.

Ich versuchte, abzuwehren.

Wir haben vereinbart, es genug sein zu lassen und die fehlenden Haare nicht schlimm zu finden, erklärte ich meinem Ex-Ehemann,

– Jakob hält sein Haarproblem inzwischen für eine Bagatelle und schaut gar nicht mehr in den Spiegel, er beschäftigt sich lieber mit dem Zweiten Weltkrieg. Sollen wir ihn zwingen, wieder an seine Alopecie zu denken und an die fehlenden Augenbrauen und die fehlenden Wimpern? – Wir hatten zu laut gesprochen.

Jakob rannte ins Bad, riss den Handspiegel vom Haken. Wir konnten uns denken, wie er seinen kahlen Kopf anstarrte und seine nackten Augen.

»Und wenn das Experiment schief geht? Wie viele geplatzte Hoffnungen soll der Junge noch ertragen?«

Robert ließ nicht locker: »Dr. Bledt hat ganz unwahrscheinliche Heilungen zustande gebracht mit einfachsten Mitteln.«

»Was macht der Mann bei Alopecie?«

Das wusste Robert nicht, verlangte aber, dass ich mit Jakob zu diesem Zahnarzt ging, hatte bereits einen Termin vereinbart. Ihr könnt von Glück sagen, so schnell einen Termin zu bekommen, der Mann ist überlaufen, bis von Stuttgart kommen die Leute zu ihm, sagte Robert, seine Augen sprühten stählerne Glaubensgewissheit.

Der neunte Versuch: KUF-Reihen (subcutan)

Wir fuhren zur angegebenen Adresse, stiegen die Wendeltreppe hoch und waren nicht erstaunt, das Wartezimmer des Wunderdoktors bis auf den letzten Stuhl besetzt zu finden. Einige lehnten an der Wand oder am Türpfosten, manche saßen auf dem Fußboden.

Als Jakob ins Behandlungszimmer gerufen wurde, schlug uns kalter Rauch entgegen. Dr. Bledt erschien, eine erloschene Zigarette zwischen den Lippen, nahm die Zigarette auch nicht aus dem Mund, als er uns begrüßte.

»Patient ist das Kind«, sagte ich.

»Bin im Bilde«, sagte Dr. Bledt, die auf- und niedertanzende Zigarette mit den Zähnen festhaltend. Er wolle erstmal nachschauen, wie es im Mund des Jungen aussehe, viele Krankheiten kämen von mangelnder Zahnhygiene.

»Auch Alopecie?«

Der Doktor überhörte meine Frage. Gehorsam setzte sich Jakob auf den Stuhl, machte den Mund auf, neugierig, was der von seinem Vater empfohlene Arzt tun werde.

»Aha«, sagte Dr. Bledt, »zwei Jahre hinter der Zahnentwicklung, der Junge hat Zähne, die längst gezogen gehören.«

Ja, war uns bekannt, die Frage war nur, *warum* die Milchzähne nicht ausfielen, warum die *Natur* ...

Dr. Bledt hörte gar nicht zu. Er orderte bei der Sprechstundenhilfe eine Spritze, fragte nicht, ob wir einverstanden waren, befahl: »Mund auf!«

Jakob erschrak und schloss den Mund.

Ich wollte fragen, ob Zähneziehen sinnvoll sei, wenn die *Natur* die Zähne nicht abstoßen *wolle,* ob mit dem Ziehen von Zähnen allein schon eine Zahnentwicklung erzwungen werden könne, ob da nicht tiefer liegende Prozesse ...

Dr. Bledt hörte nicht zu, kommandierte: »Mund auf!«

Jakob gehorchte.

Dr. Bledt, die erkaltete Zigarette noch immer zwischen den Lippen, machte keinen Versuch, den Einstich der Spritze zu erleichtern, stach rasch zu, Jakob stöhnte, was der Doktor überhörte. Jakob wollte tapfer sein, verschluckte den Schmerz, wischte eine Träne ab.

Ich stand schweigend daneben, mit stark erhöhtem Puls. Da ich schwieg, musste Jakob annehmen, des Doktors Tun habe meine Zustimmung. Ohne eine Sekunde die Wirkung der Spritze abzuwarten, befahl der Doktor: »Zange!« und ehe ich fragen konnte, ob die Spritze denn schon gewirkt habe, setzte Bledt die Zange an und zog. Und Jakob schrie.

Jakob schrie, schrie, schrie und wand sich, die Helferin hielt Jakobs Kopf fest, Jakob schrie, ich heulte. Bledt hielt einen blutenden Zahn in der Hand. »Da!« Er reichte dem tränenüberströmten Jakob einen blutig verschmierten Zahn. »Wenn die Alte schon so spinnt«, sagte Dr. Bledt zu seiner Helferin, »wie soll da der Junge normal sein?«

Wie bitte? Dieser Pseudo-Mediziner nannte mich eine Alte, die spinnt? Der Kerl verdiente eine Ohrfeige. »Hau ihm eine runter«, schrie es in mir.

Aber ich vergrub die Hände in den Taschen meiner Jacke. Auf der Stelle sollten wir gehn und diese Horrorpraxis verlassen, aber ich schwieg und das Mädchen tupfte in Jakobs blutendem Loch herum und Bledt kommandierte: »Ab ins Nebenzimmer!«

Hier wurde kommandiert und vollzogen – wurde auch nachgedacht?

Dr. med. dent. Bledt hatte die Wirkung der Spritze gar nicht abgewartet, er hätte genauso gut ohne Spritze den Zahn ziehen können. Er hatte auch keine Zeit, die mütterliche Erlaubnis für den Eingriff einzuholen, Herr Doktor entschied allein, der Schmerz eines Kindes interessierte ihn nicht, so wenig wie das Sorgerecht der Mutter. Und zu diesem Monster kamen die Leute bis von Stuttgart? Und hockten demütig im Wartezimmer, hofften auf diesen Mistkerl wie auf einen Erlöser?

Jakob saß mit gesenktem Kopf auf einem Stuhl im Nebenzimmer, die Hände zwischen den Knien vergraben, wollte niemanden anschauen. Seine Mutter hatte ihn dem brutalen Kerl überlassen und war nicht eingeschritten, und jetzt saßen sie immer noch da.

Ja, warum? Warum gingen wir nicht weg? Wir erwarteten doch nichts Gutes wie diese Idioten hier, die bis von Stuttgart gekommen waren. Die Stuttgarter Idioten konnten ruhig bleiben, wir sollten gehen. Sofort.

Gerade als wir gehen wollten, wurden wir aufgerufen und gingen gehorsam in ein zweites Zimmer und Jakob kam wieder auf einen Zahnbehandlungsstuhl. »Ziehen Sie bitte keinen Zahn mehr«, sagte ich. Warum war es so schwer, zu sagen, ich halte Sie für einen miesen Dentisten und Pseudo-Mediziner? Warum schrie ich dem Kerl nicht ins Gesicht: Sie Scharlatan?

»Vorläufig habe ich nicht die Absicht«, sagte Dr. Bledt, die Zigarette zwischen den ausgemergelten grauen Lippen. Herr Bledt drückte Jakob einen Metallzylinder in die linke Hand, einen zweiten in die rechte, setzte ein Gerät in Gang, dessen Zeiger ausschlug.

Der Scharlatan aus Leidenschaft betrachtete gierig die Zeigerbewegungen wie ein Roulettespieler die Kugel. Dann steckte er die Zylinder anders zwischen Jakobs Finger und verfolgte wieder die Zeigerausschläge, als spekuliere er auf Höchstgewinn, kriegte ein immer fröhlicheres Gesicht und hieß mich Jakobs Schuhe ausziehen. Dann steckte er die Zylinder zwischen Jakobs Zehen, schnaufte zufrieden, als habe er gewonnen, nahm die kalte Zigarette aus dem dünnen Mündlein, zündete sich eine neue an, sog den Rauch tief ein, sagte beglückt: »Da stimmt ja gar nix.« – Bitte? Was stimmt nicht?

»Alles entgleist! Alles aus den Fugen!«

Bledt jubelte, als verkünde er eine frohe Botschaft.

»Was stimmt nicht, Herr Doktor?«

Bledt deutete auf den Zeiger, der zwischen der Markierung fünfzig und hundert schwankte, quetschte zu den messing-farbenen Zylindern noch ein Fläschchen zwischen Jakobs Finger, der Zeiger sprang auf neunzig.

»Was bedeutet das? Was ist das für ein Apparat?«

Der kettenrauchende Mediziner verkündete stolz: »Elektro-Akupunktur!«

Er entfernte das Fläschchen mit dem Aufdruck *Staphylococcinum,* tauschte es gegen *Tuberculinum,* der Zeiger sprang auf fünfundneunzig.

Jakob schaute ratlos auf mich, hielt die Zylinder und das Fläschchen in den Händen, wollte runter vom Stuhl, weg von dem Apparat und diesem Doktor.

»Was bedeutet die Zahl 95?«, fragte ich.

»Alles *unter* fünfzig ist gesund, alles *über* fünfzig ist krank, je näher der Zeiger an die Hundert kommt, desto näher ist der Exitus.»

»Bitte?« – »Tja«, sagte Dr. Bledt, »so ist es nun mal: Mit Haarausfall fängt's an, mit Knochenschwund hört's auf, der Junge ist nicht zu retten.«

»Bitte?« – Der Junge hörte es mit Staunen.

»Der Junge ist nicht zu retten«, wiederholte Bledt, »aber ich werde alles tun, um ihn zu retten.«

»Ist das Verfahren wissenschaftlich verbürgt?«, fragte ich.

Bledt blickte mich drohend an. »Ich habe die Sache lange genug studiert, junge Frau«, sagte er mit unterdrückter Wut, »– es stimmt alles! Alles!«

»Sie sind Zahnarzt und nicht Allgemeinmediziner«, wagte ich zu bemerken.

Bledt drückte die Äuglein zusammen, als überlege er, ob er eine Konfrontation riskieren sollte mit dieser Zicke von Mutter, die womöglich zur Ärztekammer ging und ihn anzeigte. Er zwang sich zu einem Lächeln, die Zigarette noch immer im grauen Runzel-Mündchen. »Es stimmt *alles,* glauben Sie mir, ich war genauso skeptisch wie Sie, bis ich begriff, es stimmt *alles!*«, sagte er.

»Das muss ich glauben«, sagte ich.

Jetzt nahm Bledt die Zigarette aus dem Mund, griff in ein Schubladenschränkchen, wo in zahllosen Fächern zahllose Fläschchen lagen, griff Nr. 27.

»Wie können Sie wissen, zu welchem Präparat Sie greifen müssen, um die verheerenden Testwerte zu bekommen?«

»Berufsgeheimnis!«, sagte Bledt, »– und Erfahrung.«

Erfahrung? Was berechtigte den Mann, von Erfahrung zu reden, da er doch noch nie eine Alopecie geheilt hatte? Aber ich schwieg. Vielleicht fand dieses Scheusal doch einen Weg, vielleicht hatte der Kerl einen genialen Einfall. Auch Narren können ein Körnchen Weisheit haschen.

Eine halbe Stunde dauerte das Wechselspiel der Fläschchen, während der kettenrauchende Doktor die Zeigerausschläge notierte.

»Ich stelle eine Rezeptur zusammen«, sagte er, »eine Spritzenkombination der KUF-Reihen, die werden Sie dann injizieren.»

»Wer? Ich?«

»Jeder Mensch kann das«, sagte Bledt, »hier ist dafür keine Zeit – subkutan im Oberschenkel, halten Sie die Nadel schräg, das ist alles. Sie erhalten Bescheid, sobald die Präparate da sind, wiedersehn.«

Dr. Bledt steckte sich eine neue Zigarette an und enteilte.

Stumm verließen wir die Praxis, gingen über die Neckarbrücke, suchten im Parkhaus unser Auto, fuhren nach Hause. »Vielleicht hilft's doch«, sagte ich.

»Vielleicht«, sagte Jakob.

Zum Glück war Faschingszeit. Jakobs Klasse veranstaltete ein Kostümfest. Jakob wollte sich nicht ausschließen, wollte nur ganz unkenntlich sein.

»Als Matrose? Scheich? Robin Hood? Oder als Pirat?«, fragte Hadwig.

Jakobs Augen leuchteten auf: Ja, ein Pirat wollte er sein! Mit Augenklappe und Kopftuch!

»Und einer Perücke«, sagte Hadwig, »alle Piraten haben Locken.«

Eine Perücke! Eine Tarnkappe! Das könnte ein Fest werden!

Bei einer Friseurin in der Stadt probierte Jakob eine Menge Perücken, aber keine fand seine Zustimmung. Die Dinger waren zu wild, zu schwarz, zu langhaarig, wirkten unecht. Endlich entdeckte er eine Perücke wie für einen Piraten im Ruhestand: Fahlbeige, struppig. »Die nehm ich«, sagte Jakob.

Die Friseurin lobte seine Entscheidung und ermunterte ihn, sogleich die Probe zu machen und mit der Perücke auf die Straße zu gehen.

»Soll ich?« Jakob schaute in den Spiegel, zog Fransen in die Stirn.

Dann trat er auf die Straße, seine Mutter drei Schritt hinter ihm, das hatte er zur Bedingung gemacht. Niemand drehte sich nach ihm um, wie er so mit dem Kunsthaar auf dem Kopf durch die Straße ging. Keiner rempelte ihn an, keiner lachte, keiner fragte. Jakob war ein gewöhnlicher Junge, der unauffällig im Strom der Normalmenschen ging. Er war nichts Besonderes mehr. Er sah *normal* aus. Er sah *glücklich* aus.

Zum Klassenfest malte ihm Hadwig ein Bärtchen auf die Oberlippe, gab ihm eine schwarze Augenklappe, band ein rotes Kopftuch um die Perücke und klemmte ihm einen goldenen Ring ins Ohr. »So kennt dich keiner«, sagte Hadwig. Jakob machte sich auf den Weg.

»Hoffentlich ziehen sie ihm nicht das Kopftuch weg«, sagte Hadwig, »hoffentlich wollen sie nicht wissen, ob die Haare echt sind, hoffentlich« … »Bitte, keine Mutmaßungen in den nächsten zwei Stunden«, sagte ich, »sonst reißen meine Nerven.«

Zwei Stunden später kam Jakob glückstrahlend zurück.

»Warum kommst du so früh?«

»Jetzt haben sie »Demaskierung« gesagt, da bin ich gegangen.«

»Was habt ihr gemacht die ganze Zeit?«

Nicht viel, sagte Jakob, zuerst seien sie nur dagehockt, hätten ein bisschen Limonade getrunken, die Mädchen ließen Musik-Kassetten laufen, aber niemand wollte tanzen, außer den Mädchen natürlich. Die wollten alle mit dem Piraten tanzen und Jakob wollte auch. Aber er habe befürchtet, beim Herumwirbeln könnte die Perücke verrutschen, darum habe er abgelehnt, auch als das schönste Mädchen vor ihm knickste.

Die Nichttänzer beschlossen, Pfeile auf eine Scheibe zu werfen, wer exakt die Mitte traf, erhielt einen Punkt. Jeder hatte acht Versuche. Und wer wurde Sieger? Mit wie viel Punkten? Na?

Jakob wurde Sieger mit sieben von acht möglichen Punkten. Die Buben hätten sich gewundert und die Mädchen hätten sich herangedrängt und wollten erst recht mit dem tollen Piraten tanzen, er wollte auch, aber er sei zur Sicherheit lieber gegangen und sei trotzdem zufrieden. Die Perücke habe sich gelohnt. Jakob sah glücklich aus.

Jetzt wollte er Frau Biliewski sein verändertes Aussehen vorführen, außerplanmäßig, heute noch. Sofort. Ich chauffierte ihn sofort nach Tübingen, Jakob sprang aus dem Auto, rannte den Gartenweg hinunter, verschwand in Rekordzeit im Haus seiner Retterin. Nach einer Stunde kam er mit rotglühenden Backen zurück.

»Ich habe gewonnen!«, rief er, »– beim Schach!« Nach einer harten Partie habe er Frau Biliewski ganz zuletzt ausgetrickst, zweimal hintereinander, und habe als Sieger die letzten Weihnachtsgutsle gekriegt zur Belohnung, und dann habe er einen Panzer gemalt, der von einem Stuka angegriffen werde, ganz realistisch, habe Frau Biliewski gesagt, er sei ein sehr sehr guter Zeichner.

»Und die Perücke, wie fand sie die?«

»Saugut! Und so praktisch! Die wärmt wie eine Mütze!«

Hoch erhobenen Hauptes schritt Jakob zum Auto. Er sprach und sprach und sprach, als sei Sprechen das Allernatürlichste der Welt.

»Die Perücke werde ich jetzt immer tragen«, sagte er, »zum Schutz vor der Kälte und überhaupt.«

Keiner stellte Fragen, als Jakob nach den Fastnachts-Ferien mit der Perücke im Unterricht erschien. Hatten die Kinder schon vergessen, dass da mal nichts war, wo jetzt kartoffelschalenfarbene Haare saßen? Oder waren sie taktvoll geworden? Begann jetzt eine glückliche Schulzeit?

Nein, natürlich nicht. Schon nach drei Tagen war das Glück zerronnen. Jakob kam mit finsterem Gesicht nach Hause, warf die Perücke auf die Garderobenbank, ging in sein Zimmer, wollte nichts essen.

Was war los?

Er sagte nichts, wühlte den kahlen Kopf in die Kissen. Endlich holte er ein Blatt aus dem Ranzen – da!

»Ein Wundervogel«, sagte der siebenjährige Luca. »Ein Paradiesvogel«, sagte ich. »Ein toller Pfau«, sagte Hadwig, »der sein Gefieder spreizt.«

»Nnnn-ein, kkkein schschschöner Pf –«, sagte Jakob und brach ab. Er weinte.

»Ein schöner Pfau ist das!«, schrien wir alle gleichzeitig, »und wer etwas anderes sagt, ist blöd!«

Die etwas anderes gesagt hatte, war seine Zeichenlehrerin. Sie war von einem Schüler zum anderen gegangen, war vor Jakob stehen geblieben, schrie: Was ist denn das für ein Mist? (Mimimi – mist, sagte Jakob), so einen Dreck habe sie noch nie gesehen, so einen – Pfpf-pfusch könne er behalten.

Wie bitte?

War das die Sprache einer Kunst-Erzieherin? Wo, Frau Pädagogin, haben wir denn die Pädagogik studiert? Oder sind unflätige Beschimpfungen neuerdings Mittel der Kunsterziehung?

Was an Jakobs Werk nicht gut sein sollte, blieb uns verborgen: Ein schmaler Vogel spreizte kokett einen imposanten Schweif, vielleicht etwas kühn in der Farbgebung, der wohlproportionierte Vogel spreizte ein ockerfarbenes Gefieder vor blutrotem Hintergrund.

»Ich werde deine Lehrerin zur Rede stellen – sofort!«, sagte ich.

»Nein, das Schlimmste kommt noch«, sagte Jakob, in Latein habe er eine Sechs geschrieben, er habe alle Endungen verwechselt, die Lateinlehrerin habe furchtbar geschimpft. Dann kam Mathe, die Lehrerin habe furchtbar geschimpft, weil er Panzer und Flugzeuge ins Matheheft sudle. Und beim Turnen habe er immer nur an die Perücke denken müssen und konnte nicht Bockspringen und erst am Reck! Der Turnlehrer habe nur noch gebrüllt.

Kein Lehrer bedachte Jakobs Situation. Damit waren moderne Pädagogen offenbar überfordert. Einen zweiten Blick auf ein gezeichnetes Kind zu werfen, war zu viel verlangt.

»Diese Arschlöcher«, schrie Luca. »Stauch sie zusammen«, sagte Hadwig, »mach den Idioten Feuer unterm Arsch.« »Nein«, sagte Jakob, »bitte nicht.«

Frau Biliewski hatte vorausgesagt, die Schule ist unser größter Feind, sie haut zusammen, was wir aufbauen.

Als ich mich für die Sprechstunde der Zeichenlehrerin anmelden wollte, zeigte sich, dass diese Dame gar keine Sprechstunde halten durfte, weil sie nur eine Ersatzkraft war ohne pädagogische Vorbildung, sagte die Schulsekretärin.

Der Rektor war leider nicht zu sprechen.

Hadwig und Luca wussten Rat. Jakob solle ab sofort schwänzen, solle einfach zu Hause bleiben und ich solle Entschuldigungen schreiben und dafür mein Lehrbuch für Innere Medizin zu Hilfe nehmen.

So tat ich. Ich schrieb fortan hochtrabende Entschuldigungen (rezidives nervöses Atmungssyndrom), fuhr in die Stadt und kaufte einen Bausatz für den größten Flugzeugträger der Welt, ein bleigraues Ungetüm mit hundert fitzelkleinen Einzelteilen.

»Damit kannst du Pearl Harbor spielen«, sagte ich zu Jakob, der im Keller saß über seinen Landkarten. »Brauch ich nicht«, sagte er, »ich bin schon weiter.«

»Wie weiter?«

»Schon ein Jahr weiter«, sagte er und sprach wieder feenhaft gut. »Ich bin jetzt im Oktober 42, Pearl Harbor war im Dezember 41. Im Herbst 42 greifen die Engländer an bei El Alamein und Rommel muss ausweichen und Stalingrad wird eingekesselt, aber Paulus war kein Rommel, Paulus ließ sich von Hitler alles vorschreiben, noch den letzten Mist.«

»Soll ich den Flugzeugträger wieder zurückbringen?«

»Nein«, sagte Jakob, »den brauch ich für die Midway-Inseln.«

»Für was?«

»Ich hab ein bisschen vorgelesen«, sagte Jakob, »ich wollte wissen, was in Asien passiert, solange Rommel in Ägypten kämpft, darum weiß ich, was auf den Midways los war.«

Jakob nahm den Flugzeugträger in Empfang, beugte sich über die Landkarte und suchte die Midway-Inseln. Der Frieden war wieder hergestellt durch das Nachspielen von Krieg. Nur für dumme Erwachsene ist das ein Widerspruch.

Kinder sind keine kleinen Erwachsenen, hatte mir Frau Biliewski eingeschärft, sie sind etwas Anderes, sui generis. Ein Junge, der mit fünf nicht schießt, schießt mit fünfzehn, sagte die Therapeutin, denn das Angriffspotenzial eines Buben stammt aus der Vorzeit des Homo sapiens, es wird phylogenetisch vermittelt in der Embryonalzeit und muss in der Kindheit abgearbeitet werden, und darum gelte: Wer als kleiner Junge nicht kämpft, wird kein friedlicher Mensch. »Gefährlich sind nicht aggressive Kinder, gefährlich sind aggressive Jugendliche«, sagte sie.

Jakob wäre gerne in die Schule gegangen, nur eben nicht zu solchen Lehrern. Er blätterte im Kriegsbuch, sagte: »Rommel räumt die Hafenstadt Benghasi, November 42.« – Ich verstand: »Jakob erobert die Festung Sprache, März 73.«

Dr. med. dent. Bledt ließ telefonisch ausrichten, die KUF-Reihen seien eingetroffen, der Patient möge sich einfinden. Patient und Mutter fuhren nach Tübingen, taten es mit ungutem Gefühl.

Der Märznachmittag war kalt und windig, schmutzige Schneereste lagen auf den Straßen, die Autos waren verdreckt bis hoch zu den Scheiben. Mit Bangen stiegen wir die Wendeltreppe hoch, aber Dr. Bledt hatte keine Zeit. »Meine Helferin zeigt Ihnen, wie's geht«, sagte er, steckte sich eine Zigarette an und verschwand.

Ein junges Mädchen brachte einen Stoß dunkelbrauner Schächtelchen und entnahm jedem Schächtelchen eine Ampulle: siebenundzwanzig Stück. Jede Ampulle gefüllt mit einem Kubikzentimeter Flüssigkeit.

»Die Ampullen werden geköpft«, sagte das Mädchen, »seh'n Sie, so.«

Sie köpfte die erste Ampulle und zog die Flüssigkeit in eine Spritze – »seh'n Sie, so. Dann kommt die nächste Ampulle dran, seh'n Sie, so.« Das Mädchen zog den zweiten Kubikzentimeter Flüssigkeit in die Spritze. »Alle 27 Kubikzentimeter kommen in diese Spritze«, sagte das Mädchen, »manchmal machen wir noch größere Spritzen, bis zu fünfzig Kubikzentimeter.« – »Subkutan?«, fragte ich. – »Ha, natürlich.« – »Geht das?« – »Ha, natürlich.« – »Tut das nicht weh?«

Das Mädchen lachte: »– es hat sich noch keiner beschwert.«

Jakob schaute zweifelnd auf die flinken Finger des Mädchens und auf die unförmige Spritze, die sich immer mehr füllte. »Es piekst ein bisschen«, sagte das Mädchen, als die Riesenspritze gefüllt war, »– aber dann ist schon alles vorbei.»

Das Mädchen setzte die Spritze schräg an Jakobs Oberschenkel an, stach zu, wartete, zog die Spitze kurz zurück, wartete, schob den Kolben weiter. Die Haut spannte sich an Jakobs Schenkel, Jakob regte sich nicht, er lag still auf dem Schragen. »Bei drei Kubik machen wir eine Pause«, sagte das Mädchen. Die Pause dauerte kaum einen Atemzug, dann schob die Bledt-Helferin den Kolben weiter. »Es dauert zehn Minuten«, sagte sie, »dann ist schon alles drin, die ganzen 27 Kubik.»

»In zehn Minuten alle 27 Kubikzentimeter?«, fragte ich, »das macht drei Kubikzentimeter pro Minute, das heißt: alle zwanzig Sekunden ein Kubikzentimeter subkutan?« – »Haja«, sagte das Mädchen.

»Das mag bei den ersten drei oder vier oder fünf Kubikzentimetern gehn, aber wie geht das beim zehnten, zwölften, fünfzehnten ccm«, fragte ich, »– wenn die Haut schon spannt? Wie geht das beim zwanzigsten ccm? Wie beim zweiundzwanzigsten? Geht dann immer noch alle zwanzig Sekunden ein Kubikzentimeter unter die Haut?« – »Haja klar«, sagte das Mädchen.

Schon jetzt war Jakobs Haut gespannt, wollte sich nicht mehr dehnen, Jakob stöhnte. »Aber weh tut's nicht«, sagte das Mädchen. »Doch«, sagte Jakob und stöhnte. »Aber net arg«, sagte das Mädchen und schob den Kolben weiter, ohne auf Jakob zu achten, die Hälfte war injiziert, ungefähr vierzehn ccm, ein kleiner Ballon hatte sich an Jakobs Schenkel gebildet. »Der verschwindet wieder«, sagte das Mädchen und drückte den Kolben weiter. Bledt streckte den Kopf herein: »Wie geht's?«

»Scho recht«, sagte das Mädchen. Bledt verschwand.

Beim zwanzigsten Kubikzentimeter schrie Jakob laut, das Mädchen achtete nicht darauf, Jakob stöhnte und schrie, schrie pausenlos. Das Mädchen schob den Kolben gnadenlos weiter, die Wölbung an Jakobs Schenkel wurde tennisballgroß. »Es brennt aber net«, sagte das Mädchen. – »Doch«, sagte Jakob weinend, stöhnend. – »Aber net arg«, sagte das Mädchen.

Jakob sagte nichts mehr. Tränen liefen über seine Backen. »Nur noch ein Kubik«, sagte das Mädchen, »das schaffen wir noch«, schob den Kolben bis zum Anschlag, zog mit einem Ruck die Spritze zurück, Jakob lag wie betäubt, tränenüberströmt.

»Das machen Sie jede Woche ein Mal«, sagte das Mädchen, »ist nicht schwer.«

»Und der Ballon?« – »Der vergeht schnell«, sagte das Mädchen. In diesem Augenblick kam Bledt herein. »Fertig?«, fragte er. »Ja«, sagte das Mädchen.

»Ah, der Bollen«, sagte Bledt, bückte sich und schlug, ehe einer das begreifen konnte, mit der Handkante rasch und hart auf Jakobs hochgewölbten Oberschenkel. Jakob brüllte wie ein Tier, schrie zum Erbarmen. – »Lassen Sie das«, schrie ich, »hören Sie auf!« Und riss an Bledts Arm. »Blödsinn«, sagte Bledt und schleuderte mich weg, schlug weiter, schneller, härter, Jakob schrie, schrie, schrie einen langen Schrei. »So, fertig«, sagte Bledt, grinste und ging hinaus.

Jakob schluchzte.

Unfähig, diesen Nicht-Arzt zu ohrfeigen, sagte ich: »Komm, ich zieh dich schnell an.« Zitternd zog ich Jakobs Hose hoch, hängte mit zitternden Fingern den Anorak um seine Schultern, nahm seine Hand und rannte aus der Praxis, die Wendeltreppe hinunter, hinunter zur Neckarbrücke, hinüber zum Parkhaus. Wie konnte ich diesen Albtraum verscheuchen? Wie konnte ich Jakob helfen? Als wir aus der Garage fuhren, sah ich das Schild: Schnell-Wäsche.

»Da müssen wir hin«, sagte ich, »das Auto ist verdreckt bis zu den Scheiben!«

Zum ersten Mal fuhren wir in so eine Vorrichtung hinein, in ein fauchendes Ungetüm. Das Wasser gischtete hoch wie bei einem Seesturm, prasselte über die Scheiben, donnerte auf das Dach, Bürsten rollten herbei wie Knechte eines Unholds, die Knechte bemächtigten sich des Wagens wie einer Beute, es dröhnte und spritzte und platschte ringsum, wir duckten uns, hielten uns an den Händen, steckten die Köpfe zusammen wie zwei, die in einer Höhle Schutz suchen vor einem bösen Tier. Jakob lag in meinen Armen wie betäubt. Als das Heißluftgebläse röhrte und die Scheiben blank und blanker wurden, sah Jakob der verschwindenden Riesenbürste nach, die am Ende schlaff wie ein erlegtes Wild an der Wand hing.

»So sauber war das Auto noch nie«, sagte ich.

Jakob sagte nichts, sein Schmerz schien gemildert. Auf der ganzen Fahrt ließ er meine Hand nicht los, und ich hütete mich, daran etwas zu ändern und steuerte und schaltete mit der linken Hand.

An der Haustür stürzte uns Hadwig entgegen: »Guck mal, was Luca macht! Wie der aussieht!«

Luca hatte sich Stirn und Backen wund gekratzt. »Es juckt wahnsinnig«, sagte er und weinte, sein Gesicht war übersät mit rosa Pusteln, eitrig, schmutziggelb, verkrustet. »Was ist das?«, fragte ich.

»Das weißt du nicht?«, fragte Hadwig, »Du bist eine Mutter und kennst dich nicht aus? Du hast Kinder gekriegt und hast keine Ahnung von Kinderkrankheiten? Gehört verboten!«

»Ist das überhaupt eine Kinderkrankheit?«, fragte ich.

»Was ein Kind hat, ist immer eine Kinderkrankheit«, sagte Hadwig.

Mit Hadwig war nicht zu reden. Den Cortison-Kinderarzt wollte ich nicht fragen, blieb nur der sanftmütige Quarzlampen-Arzt Dr. Maiwald.

Dessen Diagnose stand in einer Sekunde fest: Juvenile Warzen im fortgeschrittenen Entzündungsstadium, bei Schulkindern sei das neuerdings eine häufige Erscheinung, hervorgerufen durch ein Virus, das im Magen gedeihe bei bestimmten Säureverhältnissen, ob der Junge Erfrischungstees trinke, Hagebutten? – Nein. – Malven? – Ja. – Na, sehn Sie.

Dr. Maiwald sagte nichts Gutes über diese Erfrischungstees, er kenne kein Kind, das Malven- oder Hagebuttentee trinke und **keine** juvenilen Warzen bekomme. Die Therapie sei zum Glück einfach, man müsse den Magen entsäuern mittels Magnesium, eingerührt in Kamillentee, dreimal täglich, das sei alles.

Luca versprach ohne Widerrede, Magnesium, eingerührt in Kamillentee, dreimal täglich zu trinken. Und hielt Wort.

Morgens, mittags und abends trank er die trübe Brühe ohne zu murren. Doch nach einer Woche juckten und brannten die warzenübersäten Backen immer noch, juckten noch mehr, die Warzen hatten sich vermehrt.

»Es juckt schlimmer als vorher«, sagte Luca zu Dr. Maiwald.

Dessen Rat: noch mehr Magnesium.

Luca protestierte. »Das hilft nix und juckt noch mehr«, sagte er und wie zum Beweis kratzte er auch an den Armen.

»Die Warzen breiten sich aus?«, fragte Dr. Maiwald bestürzt, »das ist nicht gut!« Der Arzt verlangte dringend, dem Kind die doppelte Menge Magnesium zu geben, sechsmal am Tag, die Säuren **müssen** unschädlich gemacht werden, sagte er.

»Geht es nur darum, die Säuren zu binden?«, fragte ich, »dann kenne ich ein besseres Mittel, Herr Doktor.« »Das wäre?«, fragte

Dr. Maiwald höflich lächelnd. »Roher Kartoffelsaft«, sagte ich, »das weiß ich von meiner Großmutter.«

Der Arzt lachte und sagte: »Bitte, wenn Sie meinen.«

Luca protestierte. Er schlucke nur, was ein Doktor sage und nicht, was eine tote Großmutter sage. Aber der Arzt erklärte, es gehe nur darum, die Säuren in seinem Magen zu binden, wie das geschehe, sei ganz unwichtig.

Luca maulte.

»Ich tät's, wenn ich deine Warzen hätte«, sagte Hadwig. Aber das reichte Luca nicht. Er trinke den scheußlichen Saft nur, wenn Hadwig die gleiche Menge trinke, sagte er. Hadwig versprach es. »Aber nicht bloß einmal«, schrie Luca, »du musst trinken so oft wie ich, sonst trink ich auch nur einmal.« »Einmal hilft nicht«, sagte Hadwig. »Ich trinke einmal morgens und einmal abends«, sagte Luca. »Das ist zu wenig«, sagte Hadwig. »Dann trink ich gar nicht.« »Dann behalt deine Warzen.« »Was krieg ich, wenn ich's tu?«, fragte Luca. »Gar nichts«, sagte Hadwig, »deine Warzen sind weg, das kriegst du.« »Und wenn nicht?« »Dann trink ich deinen Saft zwei Wochen lang zur Strafe wegen nix«, sagte Hadwig.

Endlich war Luca einverstanden mit Großmutters Kartoffel-saft-Kur. Jakob hatte dem Gefeilsche schweigend zugehört. Jakob feilschte nie.

Hadwig schälte zwei rohe mittelgroße mehlige Kartoffeln, gab zwei Esslöffel kaltes Wasser in einen Becher, drückte die Kartoffeln durch die elektrische Saftpresse in das kalte Wasser, trank einen Schluck der trüben, weißlichen Flüssigkeit: »Köstlich, Luca, schmeckt besser als Magnesium.«

Luca nahm den blässlichen Saft, trank auf einen Zug den Becher leer (ohne die Kartoffelstärke am Becherboden natürlich), knallte den Becher auf den Tisch und schrie: »Ekelhaft!« – und ging aus der Küche. »Morgen früh wieder«, sagte Hadwig. »Vielleicht«, schrie Luca.

Am nächsten Morgen schaute Luca in den Spiegel und stellte verwundert fest: »Die Warzen sind weg. Und das Jucken ist kaum mehr zu spüren.«

»Siehst du, Schreihals, es hat geholfen«, sagte Hadwig.

»Es juckt fast nicht mehr«, sagte Luca kleinlaut und trank noch vor dem Frühstück einen Becher rohen Kartoffelsaft, weil Hadwig ihm erklärt hatte, die Warzen kämen sonst zurück.

Luca trank den Saft wie ein Märtyrer vier Tage lang. Dann stellte er fest: Die Pusteln auf den Backen sind vollkommen verschwunden und auf den Armen sitzen nur noch dünne Schüppchen.

Stolz präsentierte er Gesicht und Arme dem freundlichen Dr. Maiwald. Der nahm die rasche Heilung erstaunt zur Kenntnis. »Roher Kartoffelsaft?«, fragte er, »eines ist sicher, wer heilt, hat recht. Kompliment, ich werde das Verfahren übernehmen.«

Das Lob des Arztes machte mich verlegen. Ein Facharzt nahm mich ernst? Ob die Großmutter nicht auch für Jakob ein Rezept habe, fragte Dr. Maiwald ein wenig spöttisch.

Ehe ich antworten konnte, krähte Luca: »Jakob kriegt jetzt Spritzen! Ganz dicke, große Spritzen, dass fast sein Schenkel platzt!«

Ich musste berichten, es handle sich um subkutane Injektionen, gemischt aus verschiedenen Substanzen.

»Aus wie vielen Substanzen?«, fragte Dr. Maiwald streng.

»Aus siebenundzwanzig«, sagte ich kleinlaut. Dr. Maiwald verbarg sein Entsetzen nicht. »Und sowas machen Sie mit? So eine dubiose Polypragmasie?«

»Bitte was?«

Dr. Maiwald erklärte: »Polypragmasie nennen wir Ärzte eine wilde Mischung von Arzneimitteln.« Er vermute, es handle sich um eine Laientherapie, siebenundzwanzig Substanzen zu kombinieren, sei absolut fragwürdig, niemand könne sagen, wie Substanz Nummer eins mit Substanz Nummer vier und diese mit Nummer siebzehn reagiere oder Nummer zehn mit Nummer siebenundzwanzig und so weiter.

»Sie halten die Therapie für falsch?« – Er halte sie bestenfalls für wirkungslos. »Und schlimmstenfalls?« – Das wisse niemand. – Ob wir damit aufhören sollen?

»Die Entscheidung liegt bei Ihnen«, sagte der Doktor.

Ja, natürlich lag die Entscheidung wie immer bei mir, aber ich hätte gerne einen fachlichen Rat gehört. Es sei eine unsinnige Schinderei für das Kind, mehr wolle er nicht sagen, sagte Dr. Maiwald.

Aber wenn die verschiedenen Substanzen einander doch irgendwie ergänzen? Vielleicht entsteht dabei genau die Gesamtsubstanz, die Alopecie heilt?

»Eine haltlose Spekulation«, sagte Dr. Maiwald.

Dr. Maiwald hatte sicher recht und dennoch machten wir weiter.

Schließlich kamen die Leute bis von Stuttgart zu diesem Grobian nach Tübingen. Vielleicht wirkten seine siebenundzwanzig Substanzen zusammen doch irgendwie als Wundermittel?

Jakob half beim Köpfen der Ampullen. Er tat das, als sei das Köpfen ein Spiel und nicht die Vorbereitung zu einer Schinderei, und las dabei die Aufschriften der Ampullen: Antimonium crudum. Aurum iodatum. Therebentina. Umckaloabo. Berberis. Acidum phosphoricum. Splen suis. Graphites. Cimicifuga. Alumina. Apis. Equisetum. Silicea. Phosphorus. Staphylococcinum. Pasteurellose. Pertussium. Tetanus. Gliom. Tuberculinum. Malaria. Nephritis. Uraemia. Lachesis. Arsenicum album. Plus zwei Ampullen, die Kl. 2 und Kl. 4 hießen.

Dann legte er sich auf das Sofa, ließ sich einen Band *Charlie Brown* geben, vertiefte sich in die Geschichten und achtete nur beim ersten Stupfer noch auf mich, las weiter, sagte nach einer Weile: »Halt! Warte!« Oder: »Jetzt kannst du wieder.« Und las wieder weiter. So dauerte die Schinderei dreißig Minuten und nicht bloß zehn. Und hinterher verbat sich Jakob die geringste Berührung seines hoch aufgequollenen Oberschenkels.

Zehn Wochen dauerte die Spritzenkur. Jakob lernte auf diese Weise Snoopys Mondlandung kennen, Snoopys schriftstellerischen Versuche, Charlie Browns Liebeskummer und viele andere Geschichten. Nie erkundigte er sich nach dem Erfolg der Spritzen, während ich auf der leichenblassen Kopfhaut nach dem Hauch einer Veränderung suchte. Aber nichts tat sich. Nichts. Jakobs Kopfhaut blieb, wie sie seit Langem war: glatt, hauchdünn, wie lackiert.

In der zehnten Woche sah Jakobs Kopf aus wie in der ersten. Und wenn Jakob den Kopf in den Nacken legte, bildeten sich Falten wie bei einem alten Mann. Alles wie gehabt.

Wir meldeten in der Praxis Dr. Bledt telefonisch Vollzug. »Führen Sie den Patienten vor!«, befahl Bledt.

Wir fuhren ohne Angst. Es gab keinen Zahn zu ziehen, keine Spritzen zu injizieren, es gab nur die Kontrolle.

Dr. Bledt beäugte Jakobs Kopf misslaunig. »Nichts zu sehen«, sagte er wütend, »nicht das Geringste!« Jakob schaute groß. »Alles umsonst?«, fragte Jakob. »Was heißt umsonst«, schrie Bledt, »umsonst ist gar nix, wahrscheinlich war die Dosis zu gering.«

»Herr Doktor, siebenundzwanzig Kubikzentimeter pro Spritze sollen zu wenig gewesen sein?«, fragte ich ungläubig. Dr. Bledt nahm Haltung an: »Wir gehn auf die doppelte Dosis!«, verkündete er.

»Soll das heißen: vierundfünfzig Kubikzentimeter subkutan?«, fragte ich.

»Manchmal nehm ich sechzig und mehr«, sagte Bledt.

»In der Humanmedizin?«

»Etwa bei Viechern? Bin ich ein Veterinärmediziner?«, schrie Bledt.

»Mir scheint – ja.«

»Raus!«, schrie Bledt, »Verlassen Sie meine Praxis! Kurieren Sie Ihren Sprössling selber!«

»Mach ich, Herr Doktor, aber Polypragmasie gilt in der Humanmedizin als Laientherapie, als Pfusch«, sagte ich und zog Jakob schnell hinaus.

Bevor Bledt handgreiflich werden konnte, waren wir die Wendeltreppe hinunter. Als wir über die Neckarbrücke gingen, sagte Jakob: »Die vierundfünfzig Kubik kann er sich inn' Arsch stecken.«

Ende des neunten Versuchs.

Statt Schularbeiten zu machen, ging Jakob in den Keller zu seinen Panzerformationen. Die russische Winteroffensive stand bevor, Dezember 43. »Worauf warten wir?«, fragte Hadwig, »Auf einen Stern, der vom Himmel fällt? Auf den Heiligen Geist, der sich herablässt zu uns persönlich?«

Hadwigs Spott tat weh.

Was um Himmels willen konnten wir noch tun, damit Jakob Haare kriegte und wuchs und gedieh und dass seine zweiten Zähne kamen und seine Stimme tief wurde und seine Knochen stark und die Muskeln straff? Was?

Zu allem Elend hatte ich gesehen, was ich nicht wahrhaben wollte. Als Jakob vor wenigen Tagen nackt vor der Badewanne stand, um einen Flugzeugträger ins Wasser zu lassen, bevor er selber in die Wanne stieg, sah ich: Der schmalhüftige, knapp dreizehnjährige Junge hatte von Leibesmitte an abwärts eine Haut wie eine alte Frau: Geriffelte Pobacken, er hatte ein Netzmuster auf dem Hinterteil, ein Karo-Mosaik wie mit unterirdischen Fäden zusammengezogen. Das war die Haut einer Greisin, aber nicht die Haut eines dreizehnjährigen Buben. Aber mein Sohn sah so aus. Es half nichts.

Wie passte das zu all dem andern, was bei Jakob nicht stimmte: die gestörte Zahnentwicklung, der Minderwuchs, die schlappen Muskeln, der fehlende Flaum an Kinn und Oberlippe, das hohe Stimmchen, das nicht tiefer rutschen wollte? Ja doch, es passte alles gut zusammen: Jakobs Entwicklung war zur Gänze gestoppt.

Der Dreizehnjährige war ausgebremst an Haut/Haar/Stimme/ wie an Knochen/Muskeln/Zähnen. Der Junge verharrte auf dem Status eines Zehnjährigen, als seien keine männlichen Hormone vorhanden. Aber ohne Hormone lebt kein Mensch. Wäre Jakobs Hormonproduktion völlig zerstört, läge der Junge längst unter der Erde. Also hat er kein Problem mit der Hormon-*Produktion*, sondern mit der Hormon-*Distribution*. Nicht die Hormon-*Drüsen* streiken, sondern der Hormon-*Verteilungs-Apparat* streikt. Aber so weit waren wir schon mal, nämlich bei Dr. Sunten. »Über die Schwelle der Pubertät kommt er nicht«, hatte Sunten gesagt.

Scheicharzt Dr. Sunten hatte leider recht.

Fragen wir anders: Wie kommt Hormon-Distribution zustande? Beziehungsweise wodurch wird sie vereitelt? Beziehungsweise wie kann eine Hormon-Distributions-Vereitelung wieder aufgehoben werden?

Hätte ich Physiologie studiert statt Philosophie, das wäre gescheiter gewesen. Hätte ich über Säfte und Kräfte des Menschen nachgedacht statt über den Philosophen Cusanus. Den Philosophen Cusanus habe ich längst wieder vergessen, aber ich weiß nicht, wie ich meinem dreizehnjährigen Jungen zu einem normalen Hormonstatus verhelfen kann – ohne Frischzellen, ohne subkutane Spritzen, nur durch Öffnen der Verteilungswege. Das müsste ich wissen, weiß es aber nicht. Die Ärzte wissen es allerdings auch nicht.

Ich weiß nur: Alles *müsste fließen,* denn alles ist Prozess, aber bei Jakob stockt alles. Da läuft nichts außer seiner Nase, wie Hadwig sagt.

Die gerinnenden Körpersäfte! Damit muss es zusammenhängen. Nur wie?

Problem Hormon-Distribution.

Das Blut besitzt im Verteilungssystem der Stoffe die Funktion der Eisenbahn, welche die Güter transportiert bis zum Güterbahnhof Kapillarwand.

Ab Güterbahnhof Kapillarwand übernimmt die Rollfuhr namens Lymphe die Güter und befördert sie zur Haustür namens Zellwand.

Uns interessiert nicht der Schienenverkehr Blut, sondern die Rollfuhr Lymphe. Sie versorgt letztlich die Zellen mit Stoff.

Also: Was hemmt die Rollfuhr Lymphe?

Das ist die entscheidende Frage. Was bringt die Rollfuhr Lymphe zum Stocken? Was macht sie träge und transportunwillig? Und was bringt sie wieder in Fluss? Was macht sie wieder funktionstüchtig?

Die Lymphe ist der Teil des Transportsystems, der bei Jakob streikt. Warum die Lymphe streikt, ist erstmal egal. Wir müssen diesen Streik beenden, wir müssen nicht die Haarwurzeln aktivieren, sondern die Lymphe. Nur wie?

An seinem dreizehnten Geburtstag (am 6. Juli) wollte Jakob niemanden sehen. Feiern wollte er nicht. »Um Gottes willen«, sagte er.

Einfach vergessen darf man einen dreizehnten Geburtstag aber nicht. Hadwig und Luca waren in die Stadt gefahren und hatten Geschenke gekauft: Das Buch Jim Knopf: Luca. Die Schallplatte Jim Knopf: Hadwig. Auch ich hatte eine Schallplatte besorgt: Jim Knopf, von China bis ans Ende der Welt.

Als Jakob die Geschenke auspackte, musste er lachen. Aber dann wurde er wieder finster. »Keine neuen Panzer? Keinen Geländewagen? Keine Flugzeuge? Keinen einzigen Zerstörer? Am 4. Juni 44 haben die Amis Rom besetzt, am 6. Juni 44 sind sie in der Normandie gelandet und die Russen marschieren auf Minsk: Wie soll ich das bewältigen mit den paar alten Panzern, die ich hab?«

Krieg an drei Fronten, das erforderte eine große Menge Material. Dagegen gab es kein Argument.

Das Sommerzeugnis warf Jakob auf den Küchentisch. »Willst du's sehn?« – »Hauptsache, du bist versetzt. Oder bist du nicht versetzt?« – »Doch, schon«, sagte Jakob. Die Lateinlehrerin hatte sich eine Fünf abgerungen, die Mathelehrerin eine Vier. In allen anderen Fächern hatte er eine Drei, ausgenommen Erdkunde, da kriegte er eine Vier, was ihn ärgerte, denn noch im Winterzeugnis hatte er in Erdkunde eine *Eins.*

»Der Lehrer hat gewechselt«, sagte er, »und bei der neuen Lehrerin mag ich nicht.« »Heißt das: Ihr habt nur Weiber im Unterricht?«, fragte ich.

»Ja, außer im Sport«, sagte Jakob.

Nur Weiber im Unterricht und auch zu Hause nichts als Weiber! Außer Luca kein Mannsbild weit und breit. Wie soll ein Junge da zu einem Mann heranwachsen? Ich rief Ekkehart an.

Ekkehart wollte gern mal wieder vorbeikommen, zumal er ein Rezept gegen Haarausfall entdeckt habe, sagte er. Er saß in der Küche und erklärte, das absolut sichere Rezept stamme von seinem Großvater, einem böhmischen Geigenbauer. Und Geigenbauer seien bekanntlich von Berufs wegen vertraut mit geheimnisvollen Mixturen, dabei sei des Großvaters Methode im Grunde gar nicht geheimnisvoll, sondern schlicht genial. Kurzum, es handle sich um Kompressen mit – Urin. Mit dem eigenen natürlich.

Ekkehart lachte und belehrte uns: Bei Naturvölkern sei Urin ein alltägliches Heilmittel, schon die Hunnen und die alten Chinesen …

Wir glaubten ihm aufs Wort.

Ekkehart flüsterte Jakob ins Ohr. Dann verlangten beide je eine Stoffserviette, je ein Gästetuch und für jeden eine Wollmütze, dann verschwanden sie im Bad. Als sie wieder erschienen, trug jeder einen Turban auf dem Kopf, getränkt mit frischem Eigen-Urin.

Sie setzten sich an den Küchentisch, wollten getrennt von uns essen. Jakob sah vergnügt aus und sprach mit Ekkehart über das Attentat am 20. Juli und über den zweiten Sprengsatz, der in Stauffenbergs Aktentasche fehlte.

Hadwig fragte: »Warum soll Urin ein Heilmittel sein?«

Urin ist ein Abkömmling des Blutes. Im Urin spiegelt sich die Situation des Körpers, aber deshalb wirkt er noch nicht heilend. Vielleicht ist Urin ein Angebot der Natur, das sie täglich mehrmals frisch serviert? Aber wozu? Zwar muss der Körper den Urin loswerden, aber in *kleinen* Mengen könnte er als Arznei wirken, man braucht das Zeug ja nicht literweise zu trinken, sondern in homöopathisch kleinen Mengen benutzen. Das könnte den Körper provozieren, also irgendwie aktivieren.

Äußerlich wirkt eine Urinwaschung jedenfalls reizlindernd, das hatte ich schon mehrmals ausprobiert. Nur warum das so ist? – Keine Ahnung.

»Egal warum«, sagte Hadwig, »bei Jakob geht es nicht darum, krankhafte Reize zu lindern, sondern seine eingeschlafene Lymphe wieder aufzuwecken. Dass Urin das kann, glaub ich nicht«, sagte Hadwig.

Wir vertagten das Thema und warteten am nächsten Morgen gespannt auf die Enthüllung. Leider eine Enttäuschung. Ekkeharts Haare klebten dünn und strähnig am Kopf wie immer, Jakobs Kopfhaut sah blass, dünn, lackiert aus wie immer.

»Experiment gescheitert«, sagte Ekkehart. Die beiden Herren hatten genug vom Experimentieren, sie hatten über Nacht ein Wunder erwartet. Aber Wunder gibt es nicht. Stattdessen flammte gleich wieder der alte Streit um die Erziehung der Kinder auf. Ekkehart verlangte, Jakob endlich aus dem Glaskasten zu nehmen, es sei höchste

Zeit, der Junge spiele Krieg, lasse aber Spinnen im Haus leben, wo da die Logik sei. – »Das ist Kinderlogik«, sagte ich, »Kinder sind surreal oder para-real oder sonstwas, sie sind keine kleinen Erwachsenen.«

Das sah Ekkehart anders. Wir haben real keine Basis, sagte er, beim besten Willen nicht, denn zu einem hyper-protektiven Kindergehege könne er nicht schweigen.

»Jakob ist krank, das ist alles«, sagte ich. – »Das ist nicht alles«, sagte Ekkehart.

Es gab einen unerquicklichen Streit.

Die Kinder blieben still in ihren Zimmern, als Ekkehart das Haus verließ.

Frau Biliewski verlangte, Jakob müsse die Fahrt nach Tübingen allein bewältigen, von Haustür zu Haustür. Ohne die Mama.

Ich hatte Angst. Denn das hieß, der dreizehnjährige Jakob musste zur Bushaltestelle *gehen*, allein mit dem Bus zum Bahnhof *fahren*, eine Fahrkarte *lösen*, mit dem Zug nach Tübingen *fahren*, dort vom Bahnhof zur Bushaltestelle *gehen*, den richtigen Bus am Europa-Platz *finden*, zur Kunsthalle *hinauffahren*, zum Haus der Frau Biliewski *gehen*.

»Ja und? Was ist dabei?«, fragte Jakob. – »Und das Ganze wieder rückwärts.« – »Nichts dabei«, sagte Jakob.

Das gehöre zur Therapie, sagte Frau Biliewski am Telefon, es sei eine unverzichtbare Station auf dem Weg zur Sprachheilung. Meine Ängste hätten nichts zu sagen, nur Jakobs Angst wäre von Belang. Aber Jakob hatte keine Angst. Vergnügt machte er sich auf den Weg.

Hadwig sagte, Jakob sei in ein Mädchen namens Sabine verliebt, er kaufe ihr jeden Tag eine Brezel, aber in der großen Pause habe Sabine heute, nachdem sie Jakobs Brezel verschlungen hatte, ihm gesagt, sie mache sich nichts aus Buben und wolle nicht mit ihm ins Kino gehn.

Als Hadwig und Jakob nachmittags ins Kino gingen, kam Sabine am Arm eines Jungen daherstolziert. Die Geschwister verließen das Kino und verzichteten auf den Film. Jakob ging sofort in den Keller, um den Zweiten Weltkrieg zu beenden. »Patton steht vor Metz und russische Truppen überschreiten die Donau«, sagte er und beugte sich über seine Landkarten.

Im Garten blühten die letzten Dahlien, im kurz geschorenen Rasen wuchs ein bisschen Klee, aber Jakobs Heuschnupfen nahm kein Ende. Nase und Oberlippe waren wundgescheuert. Er schniefte und röchelte tags und nachts. »Jakob geht vom Sommerschnupfen linear in den Winterschnupfen über«, sagte Hadwig, vom ersten Gräslein im Frühjahr bis zur letzten Wegwarte im Herbst sind seine Schleimhäute gereizt, und keine Nacht, in der er nicht stundenlang nach Luft ringt, sie könne das hören in ihrem Zimmer.

Aber von Cortison wollte Jakob nichts wissen.

Unerwartet meldete sich Robert wieder.

Sein anderer Freund, der Steuerberater, sei sechs Wochen im Allgäu gewesen in einem tollen Sanatorium und habe in vierzig Tagen zwanzig Pfund abgenommen, auch sein Asthma habe sich gebessert, die Schlafstörungen seien verschwunden, ebenso die Herzattacken und das ewige Kopfweh. Ich solle mir die Mühe machen und in den Herbstferien mit dem Buben ins Allgäu fahren, es gehe nicht an, einfach nichts zu tun gegen Jakobs Kahlheit und den Wahnsinns-Heuschnupfen.

»Noch eine Therapie? Bei noch einem Wunderarzt wie Bledt? Wollten wir eigentlich nicht«, sagte ich. »Wenn du meinst, dass es hilft«, sagte Jakob als er von dem Vorschlag hörte, »fahren wir.« Ich meinte es nicht, behielt meine Zweifel aber für mich.

Der zehnte Versuch: Neuraltherapie mit Impletol

Wir fuhren im Oktober 73 ins Allgäu. Die fünfzehnjährige Hadwig musste zwei Tage lang das Haus und den achtjährigen Luca hüten.

Dr. Jöstlein, Chefarzt des *tollen* Sanatoriums, ein massiger Brillenträger kurz vor der Rente, räumte ein, Jakob sei seine erste Alopecie, aber *Neuraltherapie* sei etwas Besonderes.

Jakob warf mir einen vorwurfsvollen Blick zu. Wozu schleppte ich ihn wieder einmal zu einem, der keine Ahnung von Alopecie hatte? – Dr. Jöstlein pries das Verfahren, welches ein gewisser *Dr. Huneke* entwickelt habe, sprach von Sekundenphänomenen und davon, dass es zwischen Himmel und Erde mehr gebe als unsere Schulweisheit und so weiter.

Jakob schaute auf den See, auf welchem vergilbte Blätter schwammen. Bledt am Neckar, Jöstlein am See. »Vierundzwanzig kleine Injektionen mit Impletol, eigentlich ein Mittel zur Lokalanästhesie, kann aber mehr«, sagte Dr. Jöstlein, – viel mehr, zwölf Injektionen an jeder Seite der Wirbelsäule, es tue nicht weh, überhaupt nicht, weil die Injektionen nicht gespritzt, sondern *hineingeschossen* würden.

»*Hineingeschossen?*«, fragte Jakob.

»Mit einer Art Pistole«, sagte Jöstlein und zeigte Jakob das Instrument. Daraufhin bot Jakob willig seinen Rücken dar, stehend. Der Doktor hob die Spritzpistole, schoß rechts an Jakobs Wirbelsäule entlang, dass es knallte. Klack klack klack, machte die Pistole. Jakob schrie.

Erst schrie er leise, dann laut und immer lauter, weil Jöstlein die Spritzpistole immer rascher ansetzte, abdrückte, hob, ansetzte, abdrückte, klack klack klack, machte das Gerät auf Jakobs Rücken, es klang wie Genickschüsse, zwölf an jeder Seite der Wirbelsäule. Jakob weinte.

»Das kauf ich dir nicht ab«, sagte Dr. Jöstlein böse, enttäuscht wie ein Teppichhändler, »das tut nicht weh, das *kann* nicht wehtun.«

Jakob drehte sich dem Arzt zu, sagte scharf: »Es *hat* aber wehgetan, Herr Doktor, auch wenn Sie sich das nicht vorstellen können.«

»Das kann nicht sein!«, schrie Dr. Jöstlein.

Das kann wohl sein, wollte ich sagen, wenn die Haut extrem dünn ist und wenig gepuffert, sind auch die Nerven wenig gepuffert, wollte ich sagen, sagte es aber nicht. Oberhaut und Nerven sind eine physiologische Einheit, Herr Doktor, wollte ich sagen, denn das hatte ich neulich in Hadwigs Biologiebuch gelesen, es ging um die *Keimblatt*-Abstammung von *Oberhaut* und *Nerven* in der Frühphase der embryonalen Entwicklung. Oberhaut und Nerven hängen physiologisch eng zusammen, weil beide aus demselben Keimblatt stammen, aus dem sogenannten *Ektoderm*. Ist die Haut dünn, sind auch die Nerven dünn, wollte ich dem Doktor sagen, tat es aber nicht.

Dabei schoss mir durch den Kopf: Ein seelischer Schock ist ein *Nervenschock,* der sich auf die *Haut* auswirken *muss* dank der physiologischen Einheit, die sie sind. Gerade weil sie eine Einheit sind, muss sich ein Nervenschock immer auch auf die Haut auswirken. Man müsste nur wissen, wie die Verbindungswege zwischen Nerven und Haut aussehen.

Der Doktor kniff die Augen zusammen und sagte: »In spätestens vier Wochen sehen Sie die Wirkung, und wenn nicht, machen Sie einen Versuch mit *Überwärmungstherapie,* das Präparat heißt *Akrotherm,* es ist eine Salbe, die Sie auf den Rücken des Patienten auftragen, das fördert die *Durchblutung* vom Rücken bis zum Hinterkopf und da scheint es ja zu fehlen.«

Der Doktor überreichte die Gratisprobe.

»Herr Doktor«, wollte ich sagen, »an den Durchblutungsstorch glauben wir schon lange nicht mehr, der bringt nämlich keine Haarbalgbabies.«

Aber auch das sagte ich nicht.

Und hoffen Sie auf die Pubertät, sagte Jöstlein zum Abschied.

Ach ja, haben wir schon mal gehört.

Leider machte Jakobs Körper nicht die geringsten Anstalten, über die Pubertäts-Schwelle zu kommen, genau wie Scheicharzt Dr. Sunten prophezeit hatte. Jetzt gab es nichts mehr zu prophezeien, es war offensichtlich: Jakob entwickelte nicht nur keine männlichen Merkmale, sondern weibliche, er kriegte Cellulitis wie eine alte Frau. Das hatte Jöstlein gar nicht bemerkt.

Der kreisrunde Haarausfall ist nicht bloß eine Mangelerscheinung auf der Kopfhaut, Herr Doktor, wollte ich sagen, wie man bei Jakob sehen kann – Alopecie ist die Folge einer Stoffwechsel-störung, nur wissen wir nicht, welcher Art die Störung ist. Hoffen auf die Pubertät ist reiner Hohn, solange die Stoffwechselstörung nicht beseitigt wird. Aber diese Störung ist noch nicht durchschaut. Sie wird noch nicht einmal richtig wahrgenommen. Sie und Ihre Kollegen schauen immer nur auf den Kopf, aber Jakobs Kahlheit ist nur das eine, das andere sind sein Minderwuchs, seine zarten Händchen, seine nicht ausfallenden Milchzähne, seine Greisenhaut im Nacken, seine Altweiberhaut am Po, sein Nichteintritt in die Pubertät … Das alles gehört zum Gesamtkomplex Alopecie, Herr Doktor. Aber Sie und Ihresgleichen haben offensichtlich nur ein eingeschränktes Wahrnehmungsvermögen. Was sehen Sie denn, wenn Sie Jakob inspizieren? Pardon, Sie inspizieren ja gar nicht, sie schauen nur auf den Kopf und sagen: »Aha, eine Alopecie.« Mehr sagen Sie nicht, denn mehr sehen Sie nicht. Mehr kapieren Sie nicht. Mehr wissen Sie nicht.

Aber das alles dachte ich nur.

Dr. Jöstleins Spritzpistolen-Aktion blieb ohne Wirkung.

Nichts war zu sehen auf Jakobs Kopfhaut, weder vier Wochen danach, noch acht Wochen danach. Jakobs Kopfhaut blieb, wie sie war: dünn, glatt, glänzend, kahl. Und Jakob blieb vergreist, wie Dr. Sunten festgestellt hatte. Der Arzt aus TausendundeinerNacht hatte von allen Ärzten den schärfsten Blick, er hatte als Erster und Einziger festgestellt: Der Junge ist vergreist.

Ja, Scheich-Arzt Sunten hatte einen guten Blick, aber keinen guten Vorschlag: Frischzellen für einen kleinen Jungen schien mir absurd, auch wenn der Vorschlag auf den ersten Blick logisch sein mag. Auf den zweiten Blick geht er total gegen die Natur: Eine Greisentherapie bei einem Kind von zwölf Jahren muss zu einem Tohuwabohu führen, zumal bei stockender Lymphe.

Nein, so ließ sich Jakobs Problem nicht lösen.

Aber ich musste es verdammt nochmal lösen. Nur wie? Nur wie? Unser Stichwort hieß Lymphe. So viel war inzwischen klar. Aber mehr auch nicht. Die wichtigste Frage war noch immer nicht beantwortet: **Was ist ein psychogener Schock** *physiologisch?* – Das war die Mutter aller Fragen.

Anders gefragt: Inwiefern hat ein psychogener Schock mit Lymphe zu tun?

Oder: Warum führt ein *Psychoschock* zu *körperlichen* Fehlreaktionen? Warum führt er zum kreisrunden Haarausfall und zu all dem andern Elend? Seit acht Jahren stand die Frage im Raum, aber kein Arzt hat darüber je etwas gesagt, schlimmer noch: Kein Arzt hat die Frage je gestellt! Kein Arzt sah einen Zusammenhang zwischen Schock und Haarausfall und den andern Fehlentwicklungen. Aber der Zusammenhang war da, er war offensichtlich: Jakob war der lebende Beweis.

Solange nicht geklärt ist, wie Psycho-Schock und Alopecie et cetera et cetera zusammenhängen, ist nichts geklärt. Gar nichts. Solange stochert jede Therapie nur im Nebel, wie Dr. Maiwald gesagt hat.

Es kommt darauf an, den *Zusammenhang* von *Schock* und *Haarausfall* fundamental zu begreifen. Wir müssen eine Antwort finden auf die Grundfrage: Was ist ein *Psychoschock physiologisch?*

Warum fallen danach die Haare aus? Und warum vergreist dabei ein Kind?

Selber denken, heißt der Grundsatz der Philosophen.

Nun denn: Der Überfall (Schläge, Tritte, Misshandlungen) löst bei dem fünfjährigen Kind einen psychischen Schock aus.

Das *körperliche* Geschehen führte zu einer *seelischen* Reaktion.

Das Organ der Seele ist das Gehirn, heißt es im Lexikon. Der seelische Schock spielte sich im Gehirn ab und wirkte über das Gehirn auf den Körper zurück.

Das Gehirn besteht aus fünf Abschnitten. Die Schaltzentrale zwischen den Abschnitten ist das Zwischenhirn. Das Zwischenhirn steuert die vegetativen Funktionen, z. B. den Stoffwechsel. Das heißt: Das Zwischenhirn überträgt den seelischen Schock als Elektro-Impuls auf die peripheren Nervenbahnen.

Der Elektro-Impuls entlang der peripheren Nervenbahnen wirkt wie eine gewittrige Aufladung, wie ein Blitz, der die Milch zum Gerinnen bringt.

Hier also die Körpersäfte.

Der Elektro-Impuls entlang der peripheren Nervenbahnen heizt die umgebende Gewebeflüssigkeit der Nerven auf, die Gewebeflüssigkeit heißt Lymphe.

Die Lymphe ändert unter Elektro-Wirkung ihren Zustand ähnlich wie die Milch bei Gewitter. Die Lymphe wird im Bereich der peripheren Nervenbahnen dick, träge und stockt. Daher Fazit:

Der Elektro-Impuls des Psycho-Schocks hat über das periphere Nervensystem das Fließ-System Lymphe zum Gerinnen gebracht – vorausgesetzt, Lymphe kann gerinnen, aber offensichtlich kann sie das.

Eine wie auch immer geronnene Lymphe fließt schlecht, transportiert schlecht, transportiert weniger als normal und immer weniger, je länger der geronnene Zustand andauert. Das gilt zum Beispiel auch für den Transport von Hormonen. Was folgt daraus?

Daraus folgt: Bei Jakobs Alopecie geht es nicht nur um Haare auf dem Kopf, es geht um ein Problem des ganzen Körpers. Zentralproblem ist die Lymphe. Die Lymphe ist Teil des Distributionssystems. Dieses arbeitet bei Jakob zu träge. Das System Lymphe arbeitet schlecht. Darum entwickelt sich Jakob schlecht. Darum vergreist er.

Ergebnis: Ein psychogener Schock ist eine Lymphkatastrophe.

Und bevor diese Katastrophe nicht behoben ist, ist Heilung nicht möglich.

Also kommt es darauf an, die Lymphe zu regenerieren.

Nur wie geht das?

Umgekehrt: Wären Jakobs Lymphwege *nicht* verstopft, bedürfte es keiner therapeutischen Versuche. Wäre die Lymphe gesund, wäre Jakob gesund. Aber solange sein Fließsystem Lymphe nicht kuriert ist, hilft alles nichts. Wir müssen das Fließsystem Lymphe wieder zum Fließen bringen. Alles andere ist Mumpitz.

Frage: Wie verflüssigt man eine verquollene, verdickte oder geronnene Lymphe? Das ist die Frage aller Fragen. Und die Antwort kennt nur der Wind. Aber wenigstens sehen wir jetzt ein bisschen klarer.

Unerwartet stand eines Abends Ekkehart an der Tür und lachte.

Es war der letzte Tag des Jahres 1973. Ekkehart stand da, beladen mit Geschenken. »Kein Vorwand, dich zu sehen«, sagte er, »ich komme nur der Kinder wegen, ich spiele verspätet Nikolaus.«

Ekkehart überreichte die Geschenke: einen Berg Wolle für Hadwig und ein Puzzle für Hadwig. Einen Zauberkasten für Luca, und was haben wir für den lieben Jakob? Sieh da, ein Buch: Die Lebensbeschreibung des Leo Davidowitsch Bronstein, genannt Trotzki.

»Ich wollte dir eine neue Hose bringen«, sagte Ekkehart, »aber du wächst ja nicht, mein Junge.«

Ach, da haben wir aber klug gesprochen, Ekkehart, da haben wir treffend benannt, was hier jeder weiß und worüber nächtens ein kleiner Junge weint. Was sind wir aber auch scharfsinnig.

Jakob nahm das Buch ohne Dank entgegen, blätterte darin. »Von Kerenski steht nix drin«, sagte er enttäuscht, »als Kerenski den Zaren stürzte, war Trotzki noch in den USA, ich wollte ein Buch über Kerenski haben, von dem weiß ich fast nix.« – »Ach, weißt du«, sagte Ekkehart, »die Charge Kerenski war im revolutionären Geschehen nicht von Belang.«

Jakob ging in den Keller, setzte sich neben den Eisenbahntisch und begann zu lesen. Ekkehart folgte ihm, setzte sich unter den Tisch und hantierte mit Bohrer und Schraubenzieher, um Weichen und Bahnübergänge an die richtigen Kabel anzuschließen.

»Sind wir nicht eine perfekte Familie«, sagte Ekkehart, »Vater spielt mit der Eisenbahn und die Kinder lesen und sind friedlich?«

Hadwig saß neben ihren lila-purpurroten Wollbergen in der Sofaecke und strickte mit flinken Fingern an einem neuen Pulli. Luca erklärte seiner Schwester, wie die Zauberkunststücke funktionierten. Er wollte die Zauberei nicht vorführen, sondern nur erklären. Hadwig lachte und strickte und Luca erklärte und Jakob kam aus dem Keller und fragte, ob einer proletarischen Revolution immer eine bürgerliche vorausgehen müsse, die Theorie stimme wohl nicht, denn auf die bürgerliche französische Revolution sei keine proletarische gefolgt.

Ekkehart kam aus dem Keller und fand, das sei kein Thema für den letzten Tag des Jahres. Hadwig hatte gar nicht zugehört und Luca hatte genug vom Zaubern und wollte Feuerwerkskörper haben, und zwar ganz viele, wie die anderen Kinder, und zwar sofort.

Ekkehart setzte zu einer Erklärung an. Hadwig lachte. Jakob schwieg. Hadwig lachte noch mehr. Luca maulte. Luca fauchte. Luca weinte. Luca rannte fort, hinunter in den Keller. »Der macht bloß Unfug«, sagte Jakob, »ich schau nach.«

Er legte das Buch aufgeklappt auf die Fensterbank und wollte gehen. Ekkehart hielt ihn fest. »So geht man nicht mit Büchern um«, sagte Ekkehart streng. »Ach was«, sagte Jakob und riss sich los, rannte hinunter in den Keller.

»Den ordentlichen Umgang mit Büchern lernt er später«, sagte ich. – »Bei deiner Erziehung?«, sagte Ekkehart, »Vielmehr bei deiner Nicht-Erziehung?«

»Geht das schon wieder los«, sagte Hadwig.

»Nimm den Jungen endlich aus dem Glaskasten«, sagte Ekkehart.

»Ein gebrochenes Bein kommt in Gips, eine gebrochene Seele kommt in den Glaskasten«, sagte ich. – »Wie lange noch?«, fragte Ekkehart.

»Jetzt macht der weiter«, sagte Hadwig, »hört das nie auf?«

Sie legte das Strickzeug weg und wollte gehen. »Ihr wollt mich mundtot machen«, sagte Ekkehart. – »Darum geht es nicht«, sagte ich. – »Genau darum geht es«, sagte Ekkehart. – »Ihr könnt nichts als streiten«, sagte Hadwig. – »Und du kannst nichts als stricken«, sagte Ekkehart. – »Du bist ungerecht«, sagte ich. – »Und du?«, sagte Ekkehart. – »Ihr geht mir auf die Nerven«, sagte Hadwig und ging hinaus. Aus dem Keller drang wüster Lärm.

Luca heulte und schrie. Jakobs Stimme fuhr dazwischen, böse, zornig. Alle rannten gleichzeitig dem Lärm entgegen.

Jakob hielt mit einer Hand den kleinen Bruder fest, schlug mit der anderen zu, er schlug mit der Handkante. »Lass das Kind los!«, schrie Ekkehart.

»Misch dich nicht ein«, schrie ich.

Jakobs Wut hielt an, er teilte kräftig aus. Luca schrie aus Leibeskräften.

»Frau Biliewski hat gesagt, ich soll den Tag preisen, an dem Jakob zuschlägt, das hier ist Jakobs Rückkehr in die Normalität«, dachte ich, »Jakob nimmt die letzte Hürde.«

»Siehst du nicht, was der macht?«, schrie Ekkehart, »Und du duldest das? Der verdrischt seinen kleinen Bruder gnadenlos!«

»Misch dich nicht ein«, sagte ich und stieß Ekkehart weg.

Jakob tat, was er damals nicht hatte tun können: Er wehrte sich, er teilte aus. Er tat, was Frau Biliewski für notwendig hielt. »Du blöder Sack«, schrie Jakob, »hast alle Kabel rausgerissen und zerschnitten, du Arschloch!«

Der fließend schimpfende, der um sich schlagende, der rücksichtslos austeilende Jakob war im Begriff, ein normaler Junge zu werden. Einen besseren Jahresanfang hätte ich mir nicht wünschen können. Der gesunde Luca hielt die Schläge aus, körperlich und seelisch. Dessen war ich gewiss.

Was für ein Affenzirkus, sagte Ekkehart, den mache er nicht mit, er sage ein für alle Mal adieu.

Er verließ das Haus, als die Böller krachten und Goldregen vom Himmel fiel. Jakob blieb im Keller und reparierte die Kabel. Hadwig und Luca verschanzten sich in Hadwigs Zimmer.

Das Jahr 1974 hatte begonnen.

Noch früher als sonst wurde Jakob von Heuschnupfen geplagt.

Schon im März ging es los mit Niesen: Fünf, sechs, zehn Mal hintereinander, Luft einziehen gegen Widerstand, Luft ausstoßen gegen Widerstand, als müsse Jakob Klötze wegräumen in seinen Bronchien. Tag und Nacht ging das so. Kaum blühten Hasel und Erle oder Gänseblümchen und Veilchen auf der Wiese, wurde für Jakob jeder Atemzug zur Schwerarbeit. Jakobs Augen brannten, kriegten rote Ränder, die Haut um Nase und Mund war aufgescheuert. Jakobs Hosen vom vor-vorletzten Jahr passten immer noch, reichten bis zum Schuhabsatz, auch seine Schuhe drückten nicht, waren nicht zu kurz und nicht zu eng, auch die alten Hemden und Pullis passten noch und überdeckten Jakobs Arme bis zum Handgelenk wie schon seit Jahren. Und wenn Jakob sprach, tat er es mit dünner, hoher Stimme.

»Das Einzige, was bei Jakob läuft«, sagte Hadwig, »ist seine Nase.«

An Pfingsten bot Jakob ein Bild des Jammers. Sein Kopf war kahl und weiß, seine Augen rotgerändert, die Nase lief, er atmete schwer. Und in zwei Monaten wurde der Junge vierzehn und sah nicht anders aus als wie vor drei, vier Jahren. Er war der Kleinste der Klasse, von Allergien geplagt, röchelnd des Nachts, röchelnd des Tags, kahlköpfig, puppenhändig, milchzahnig.

Aber: Er konnte wieder fließend sprechen. Und er konnte austeilen, wenn nötig mit der Handkante. Aber sonst: alles beim Alten. Von Pubertät keine Spur. »Über die Schwelle kommt er nicht«, hatte Dr. Sunten gesagt und meinte: nicht ohne Frischzellen. Die aber lehnte ich ab, ich fürchtete, sie lägen bei Jakob nur auf Halde und richteten ein Chaos an.

Es sah aus, als sollte Sunten Recht behalten. Aber er soll nicht recht behalten, verdammt!

Wir erinnerten uns an Dr. Jöstleins letzten Vorschlag: Die durchblutungsfördernde Salbe, obwohl wir der Meinung waren, mit Durchblutung habe Jakobs Problem nichts zu tun. Aber Jöstlein war ein alter Lazarett-Arzt. Vielleicht half die Salbe doch? Hadwig widersprach, nannte mich inkonsequent.

Der elfte Versuch: Überwärmungssalbe Akrotherm

Hadwig protestierte: »Durchblutungsförderung haben wir ein für alle Mal als nutzlos, ja als falsch durchschaut und Jöstlein hat die

Salbe nur *aussichtsreich* genannt, und wenn es auf dieser Welt überhaupt etwas gegen die blöde Alopecie gibt, dann wahrscheinlich nur ein Wunderpflänzchen, ein Kräutlein, das im Mondschein wächst«, schimpfte Hadwig.

Hadwig war böse.

»Es soll unser aller-allerletzter Versuch sein«, sagte ich, »vielleicht kann eine scharfe Salbe eine scharfe Reaktion hervorrufen?«

»Quatsch«, sagte Hadwig, »Jakob braucht nicht bloß Haare, er müsste auch wachsen, er ist 1,56 groß, die Kerle in seiner Klasse sind 1,80 und mehr.«

Trotz Hadwigs Geschimpfe unternahmen wir den neuen Versuch, den elften, mit der Überwärmungssalbe Akrotherm.

»Pfingsten ist das Fest des Feuers«, sagte ich zu Jakob, »der Heilige Geist fuhr mit Feuerzungen in die Apostel und befähigte sie zu feuriger Rede, vielleicht hilft dir eine Feuersalbe.«

Jakob erhob keinen Einwand, obgleich er an Dr. Jöstlein keine gute Erinnerung hatte. Er legte sich bereitwillig bäuchlings auf sein Bett und erlaubte mir, die Salbe wie vorgeschrieben ihm messerrückendick auf den Rücken zu streichen. Gespannt warteten wir auf das Pfingstwunder.

Es dauerte nur Sekunden, bis es eintrat: Jakobs Rücken färbte sich rosa, dann rot, dann dunkelrot, dann glühte die Haut, dann fühlte sie sich an wie eine heiße Ofenplatte. Dann schrie Jakob.

Er schrie in größtem Schmerz. Er schrie, er verbrenne. »Tu das weg!«, schrie er, »Tu's weg! Ich halte das nicht aus!«

Er sprang vom Bett, rannte umher, als könnte er rennend dem Feuerbrand auf seinem Rücken entgehen. »Tu das weg! Tu das weg! Die Haut fällt in Fetzen weg, ich spür's!«

Ich rannte ins Bad, tränkte ein Badetuch mit kaltem Wasser, rannte wassertriefend zurück, legte Jakob das voll gesogene kalte Tuch auf den Rücken, schon nach wenigen Sekunden musste es erneuert werden, das kalte nasse Tuch wurde in kürzester Zeit heiß wie angefacht von einem Heißluftgebläse. Wir wechselten die nasskalten Tücher im Sekundentakt, dann im Minutenabstand, zuletzt jede Viertelstunde ein paar Stunden lang.

Jakob

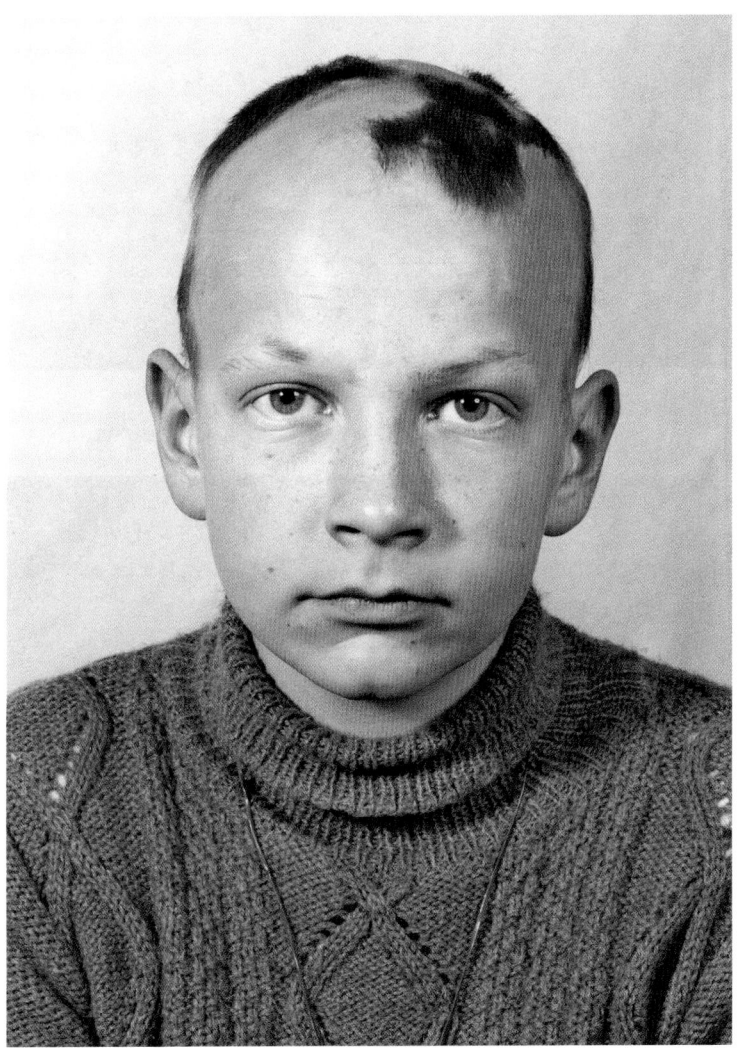

Der zehnjährige Jakob 1970, die Alopecia areata besteht seit vier Jahren, die Bestrahlung mit Kurzwellen half nichts.

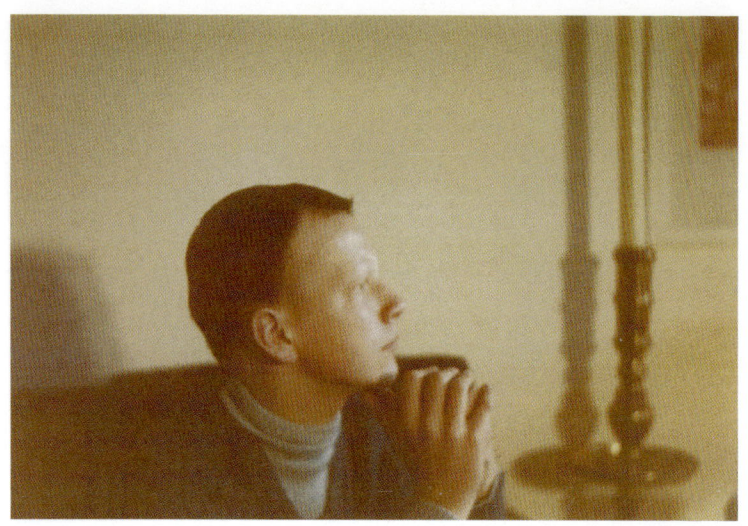

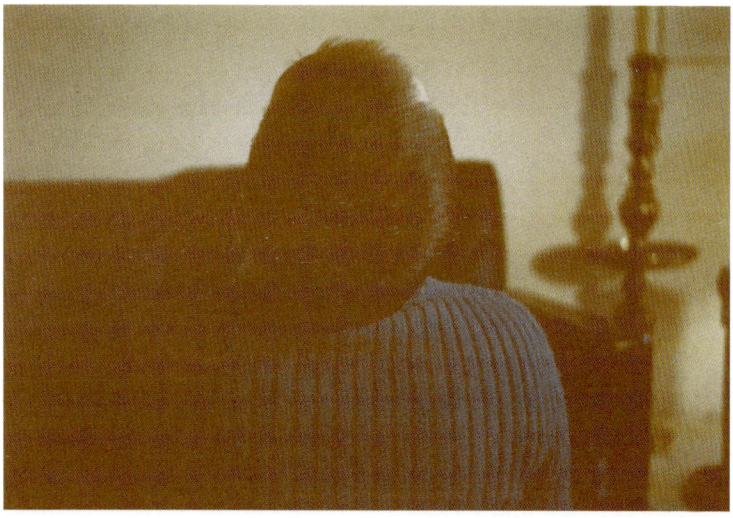

November 1974, die Therapie wird fortgesetzt.

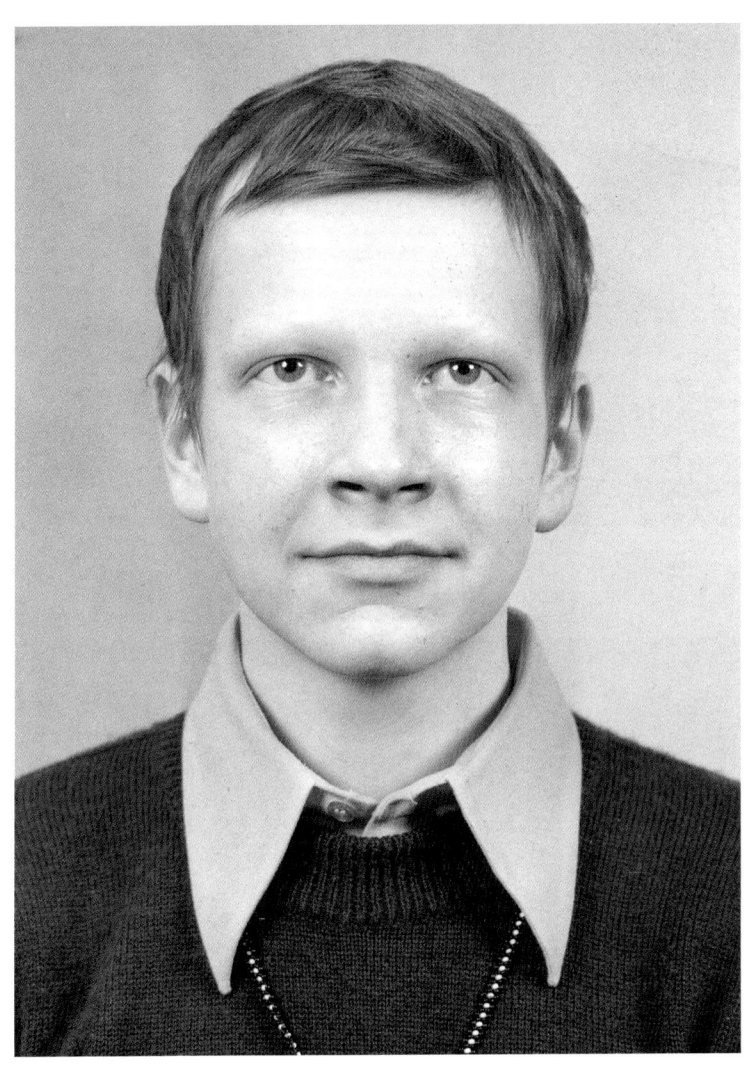

Weihnachten 1974, die Therapie wird beendet.

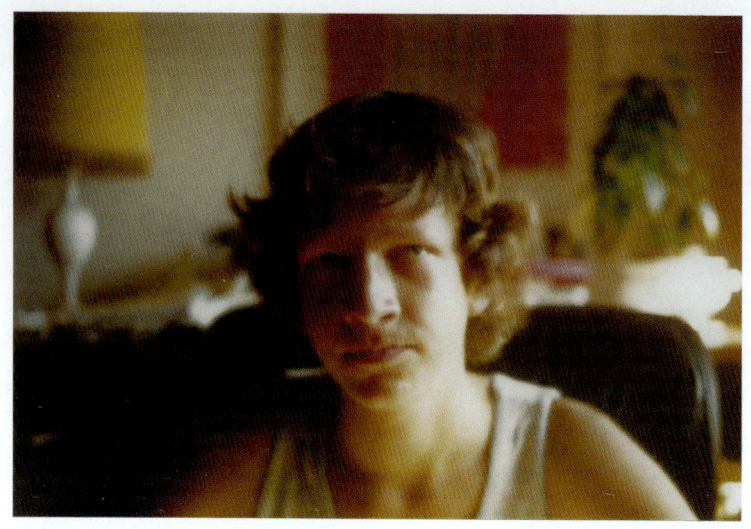

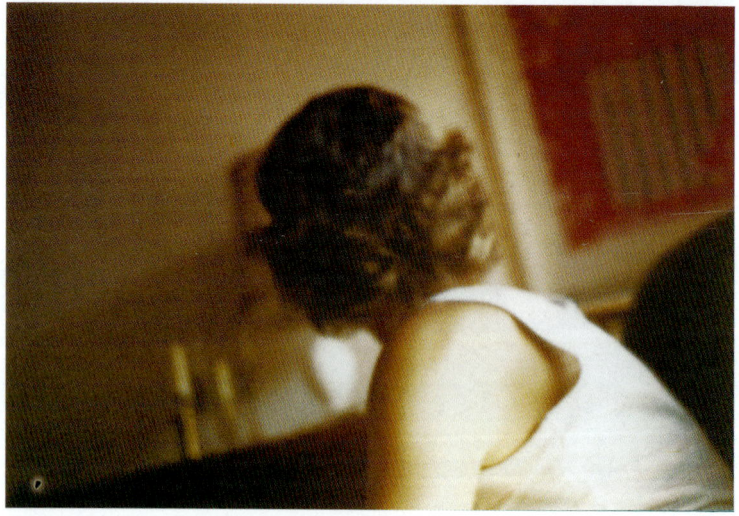

Pfingsten 1975, Jakob mit lockigem Haar.

Anna-Lena

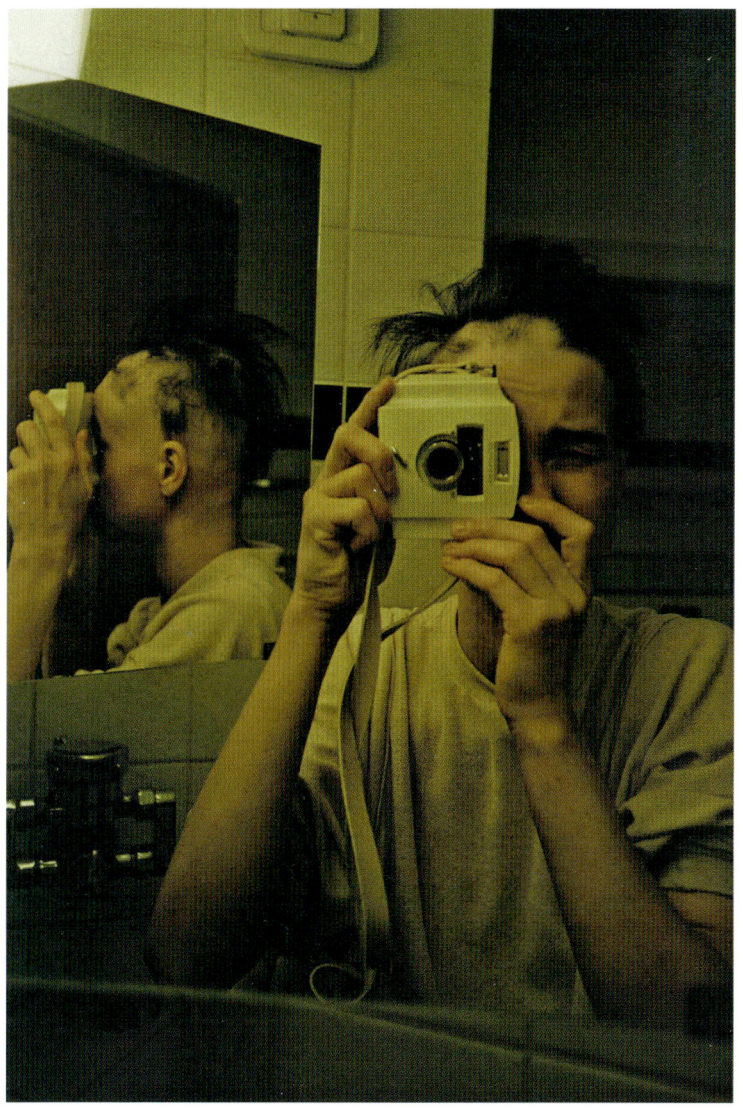

Anna-Lena, Mitte der 90er-Jahre, mit ca. 27 Jahren.

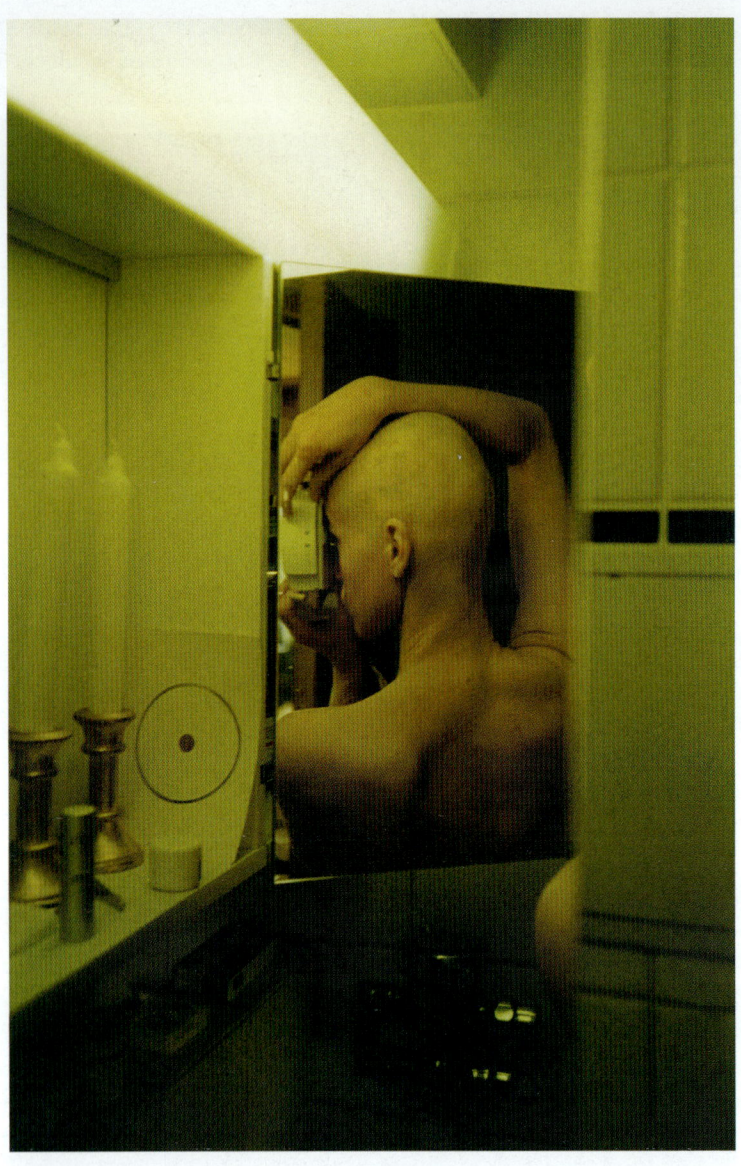

1996

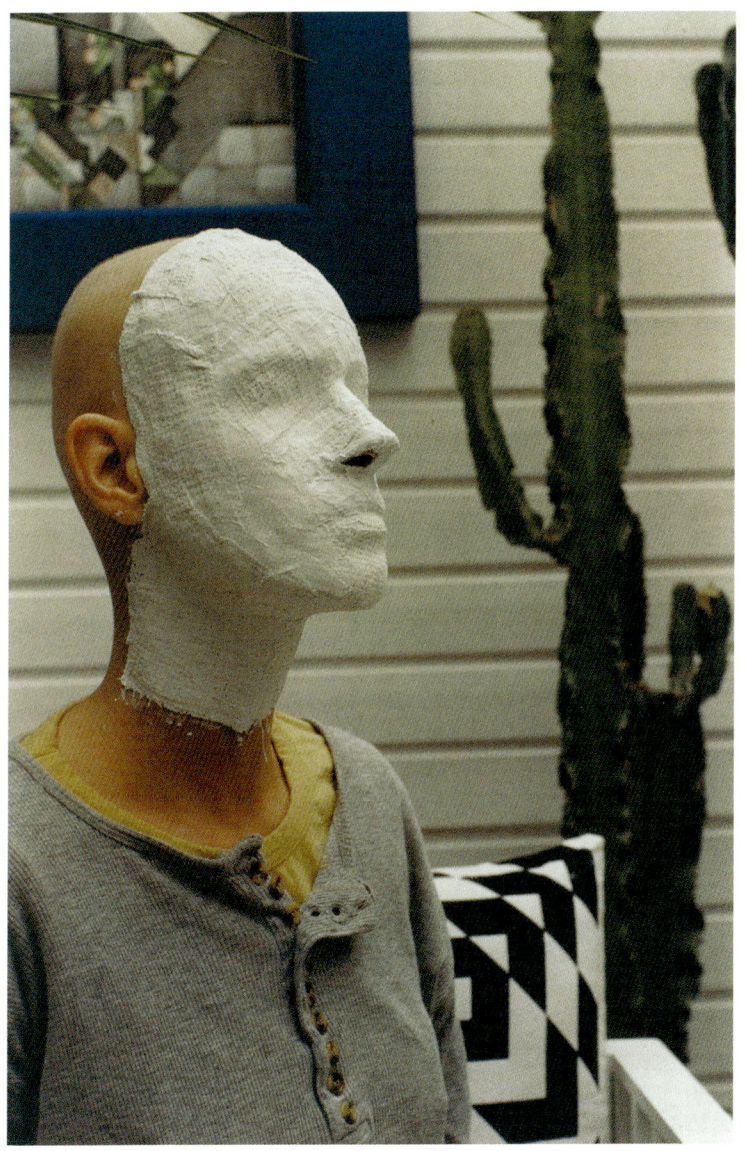

2007

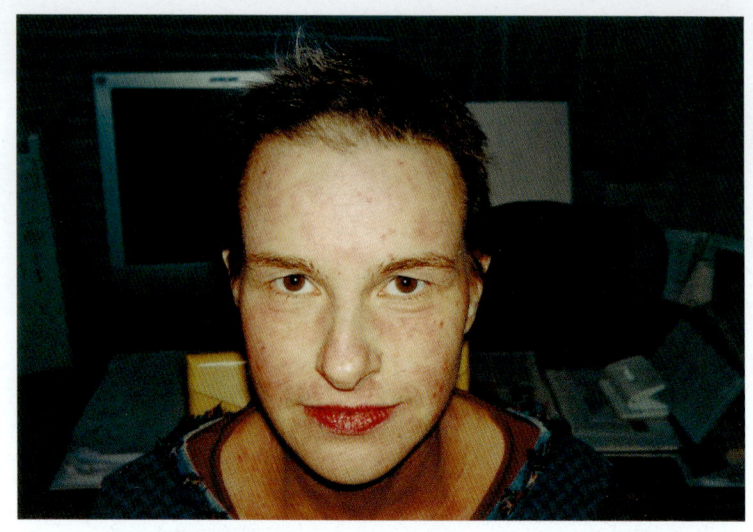

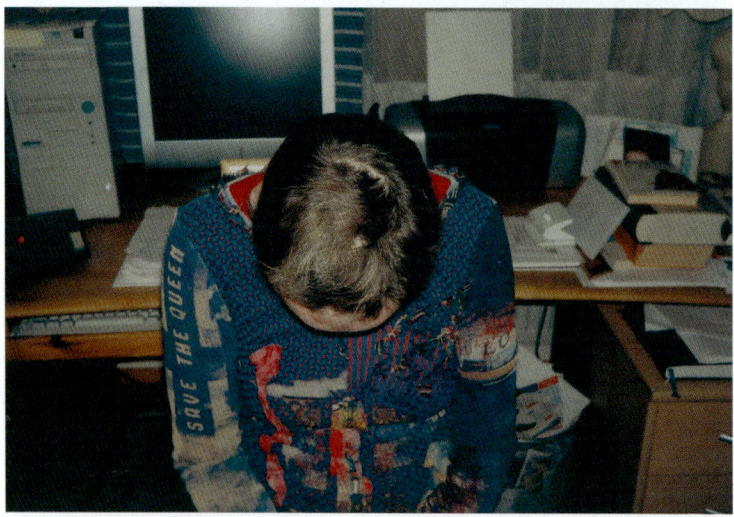

Jänner/Anfang Februar 2009

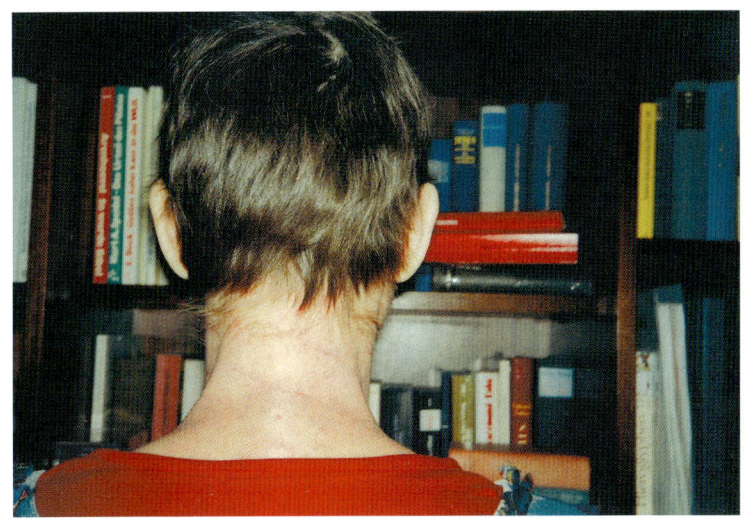

Jänner/Anfang Februar 2009

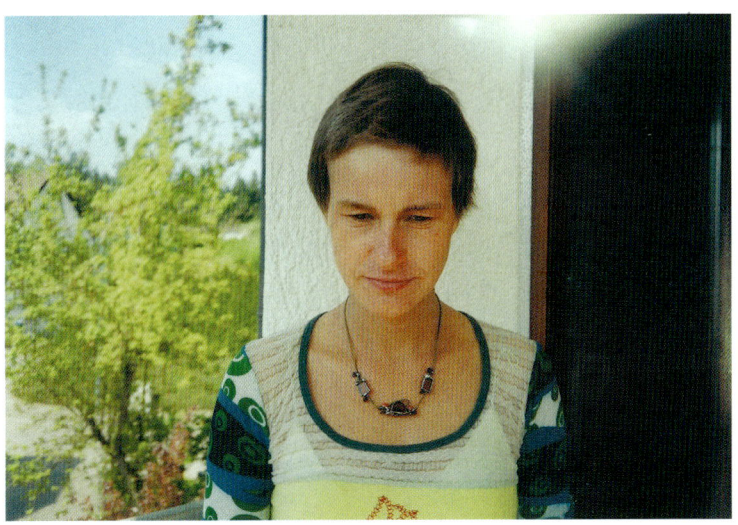

Ende April/Anfang Mai 2009

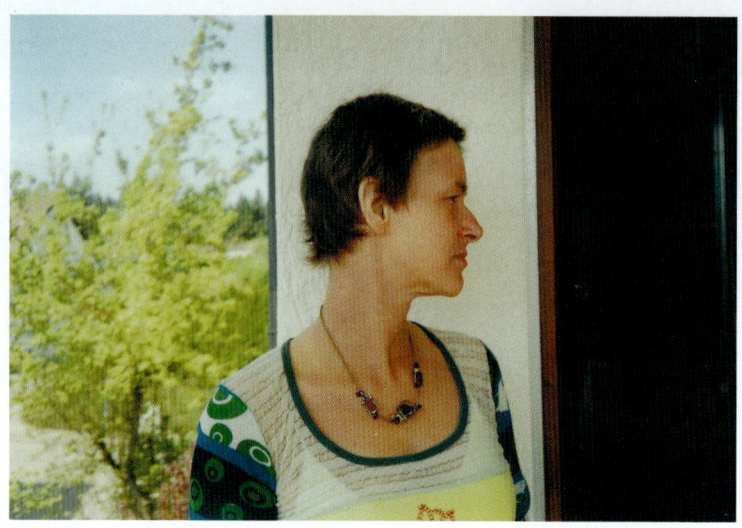

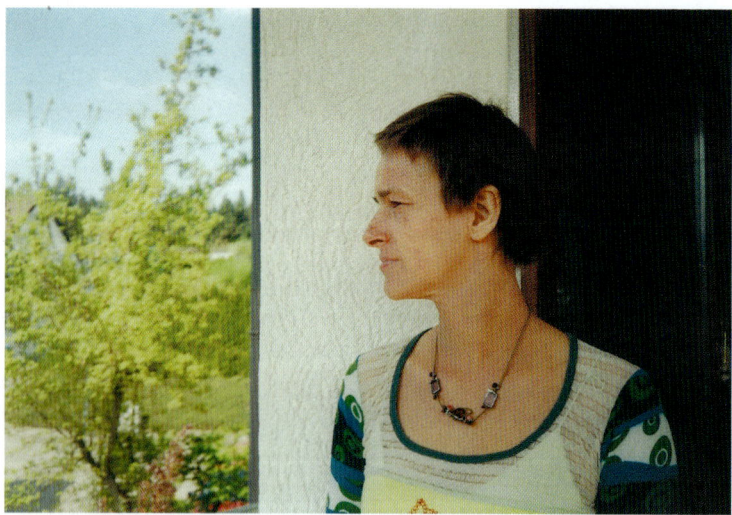

Ende April/Anfang Mai 2009

Jakobs Rücken sah aus, als hätte er einen allerschlimmsten Sonnenbrand. Schon die leiseste Berührung tat weh auf der backofenheißen Haut.

Er schlafe nackt, sagte Jakob, auf dem Bauch liegend, aber das sei der gottverdammt letzte Versuch gewesen, der aller-aller-letzte Versuch sei das gewesen, keiner solle ihm je wieder mit einer Therapie kommen, den schlage er tot. Wir wagten keinen Einwand.

Noch zwei Monate bis zu Jakobs 14. Geburtstag. Was sollte werden?

Das Sommerzeugnis schleuderte Jakob auf den Küchentisch.

»Willst du's sehen? Ich bin nicht versetzt«, sagte er und ging hinaus, ohne die Reaktion seiner Mutter abzuwarten.

Unter der Rubrik *Bemerkungen* stand nur: *Wird nicht versetzt.*

Weiter stand da nichts. Keine Begründung, kein Bedauern, keine Anrede, nur Schulstempel, Datum, Unterschrift. Alles korrekt. Hier wurde ein Niemand korrekt erledigt. Name unbekannt. Problem unbekannt. Die nicht versetzte Person interessierte nicht. Der aus jahrelanger Sprachverbannung Zurückgekehrte interessierte nicht. Kein Lehrer hatte das Sprachwunder wahrgenommen.

Wichtig dagegen: Latein ungenügend, Mathe mangelhaft, Geschichtskenntnisse ausreichend. Die guten Noten in den anderen Fächern spielten keine Rolle.

Schüler Namenlos hat das Klassenziel nicht erreicht, Schüler Namenlos muss gehen.

»Prima«, sagte Hadwig, »jetzt kann er die blöde Klasse wechseln und ist die Ärsche los!« Aber beim Essen sagte Jakob: »Es ist eine Schande.«

»Quatsch«, sagte Hadwig.

»Trotzdem feiern wir nächste Woche deinen Geburtstag«, sagte ich.

»Nnnein!«, schrie Jakob und schlug die Küchentür zu.

Der nicht-versetzte Jakob wurde in einer Woche vierzehn Jahre alt. Vierzehn und verbittert. Vierzehn und verzweifelt. Vierzehn und allein, ohne Freunde, ohne Freude, ohne Hoffnung.

Beim Abendessen sagte Jakob: »Wozu leben? Ich weiß, was passiert, ich hab's lange genug erlebt, ich hab genug vom Leben!«

Er rührte das Essen nicht an, starrte vor sich hin, tränenlos.

Wie er so saß und vor sich hinstarrte, fiel die Abendsonne auf seinen Kopf, der aussah wie ein praller weißer Luftballon. Jakob sah mich an, als wollte er sagen: »Wozu hast du mich geboren? Wozu hast du mich in die Welt gesetzt?«

Laut sagte er: »Ich will nur noch eines – tot sein.«

Er blieb in seinem Zimmer, saß auf dem Bett, die Augen niedergeschlagen, sprach nicht, aß nicht, las nicht, schlief nicht, blieb bewegungslos auf der Bettkante sitzen. Als er mich sah, füllten sich seine Augen mit Tränen, er wandte den Kopf ab und sagte: »Lass mich.«

Ich ging hinaus, stand vor dem Bücherschrank. Hadwig schlich herein.

Jakob habe sich einen Strick ausgesucht, auf dem Weg zur Schule kämen sie immer an einem Geschäft mit Bürsten, Besen und Schnüren vorbei, im Schaufenster hänge ein Strick, Jakob sei gestern vom Rad gestiegen und habe gesagt: »Der hält.« Dann habe er in seinen Geldbeutel geschaut, wollte von Hadwig Geld leihen, aber sie habe ihm nichts gegeben. »Leichen zahlen keine Schulden zurück«, habe sie gesagt.

Neun Jahre haben wir verschwendet mit den Therapien der Medizinerzunft. Und alle alle alle taugten sie nichts. Die Doktoren haben kein Rezept gegen Alopecie. Also – bleiben nur die Alten.

Es blieben nur jene, die glaubten, die Natur habe gegen *jedes* Übel ein *Kraut* wachsen lassen. In Hauffs Märchen *Zwerg Nase* entscheidet ein *Kräutlein* über Leben und Tod. »Die Kunst gehet keinem nach«, sagt Paracelsus, »ihr muss nachgegangen werden. Alle Krankheiten sind zu heilen, keine ausgenommen«, sagt Paracelsus. Gut denn, dann wollen wir mal der Kunst nachgehen.

Haut ist ein Gebilde an der Oberfläche des Körpers. *Haut* ist andererseits ein Produkt innerer Prozesse. Haut-Heilung geschieht, wenn die inneren Prozesse geheilt werden. Haut-Heilung heißt: Heilung *innerer* Prozesse.

Wie heilten die Alten die Haut, wie heilten sie die inneren Prozesse? Wie halfen sie sich, wenn sie nicht mehr weiterwussten? Zwerg Nase suchte sein Kräutlein bei Neumond auf einer Wiese unter einem Baum und fand es mitten in der Nacht. Wo suchte der kluge Zwerg heute? Er suchte wahrscheinlich in einem Buch. Oder in ein paar Büchern.

Hinten in meinem Schrank lagen drei naturmedizinische Bücher, – nie gelesen, nie beachtet. Ja, verachtet: *Der kleine Doktor* von A. Vogel, daneben ein *Kneipp*-Buch (Hochzeitsgeschenk) dazwischen ein dünnes Heftchen *ohne Titelblatt* (von Großmutter geerbt). Und alle drei nie angeschaut.

Das Stichwort *Alopecie* kam in keinem der drei Ratgeber vor, auch nicht die Begriffe *Hundsräude* und *psychogener Schock*. Aber es stand eine Menge darin zum Thema: Abszess, Furunkel, Geschwür, Bluterguss, offene Beine, Verbrennungen, Frostbeulen, Altersbrand, Wundrose …

Was sagt uns das? Vorläufig nichts.

Jakob hatte sich einen Geburtstagstisch verbeten, er wollte keine Blumen und keinen Kuchen, er wollte bloß ein bisschen Geld. Noch immer saß er in seinem Zimmer, den kahlen weißen Kopf auf die Knie gelegt. Seit Stunden saß er so, wartete auf Geld für einen Strick.

In den drei Schriftwerken gab es für fast alle Beschwerden, egal wie schlimm sie waren, im Prinzip immer nur einen Therapievorschlag: Wickel.

Die drei Verfasser überlieferten altes Wissen, das Kneipp-Buch wie »Der Kleine Doktor« und das Großmutter-Heft. Ich vertiefte mich nacheinander in die drei Schriften bis tief in die Nacht. Luca und Hadwig versorgten sich selber mit Essen, gingen still zu Bett. Jakob blieb stumm in seinem Zimmer.

Ergebnis der Lektüre: Wickel.

Mit Wickeln haben die Alten alles kuriert, was irgendwie mit Haut zu tun hatte. War das nun einfältig oder klug? Warum gerade Wickel? Was wird mit Wickeln bewirkt? Wie greifen Wickel ins Hautgeschehen ein?

Wenn es stimmte, dass mit Wickeln zum Beispiel Altersbrand geheilt wurde oder Geschwüre, dann gelang es den Alten, mit Wickeln auch die kranken *inneren* Prozesse zu heilen. Wenn das stimmte, dann musste es auch möglich sein, die kranken *inneren* Prozesse bei Jakob zu heilen, dann musste es möglich sein, Jakob mit Wickeln zu heilen.

Also Wickel. Aber welche Sorte?

Die drei Schriften nannten vier Sorten: Wickel mit Heilerde (oder Lehm), Wickel mit Quark oder Sauermilch, Wickel mit rohen Zwiebeln und Wickel mit Weißkrautblättern.

Welche Sorte war für Jakob richtig? Welche Sorte taugte für Alopecia totalis? Einen Fehler konnten wir uns nicht leisten. Jakob hat schon zu viele Fehler ertragen. Wahrscheinlich half ihm die Sorte Wickel, die das breiteste Anwendungsspektrum bot. Diese Sorte Wickel besaß dann wohl die höchste Wahrscheinlichkeit, auch bei Alopecie zu helfen.

Also Lektüre von vorn. Jetzt mit Strichliste.

Senkrecht: Quark, Heilerde, Zwiebeln, Kraut. – Waagrecht: Häufigkeit.

Ergebnis: Weißkraut-Wickel.

Mit großem Abstand ging Weißkraut vor allen andern Sorten durchs Ziel.

Wickel mit Weißkrautblättern waren allen anderen Wickel-Sorten weit überlegen, denn Wickel mit Weißkrautblättern halfen (gemäß den drei Schriften) bei sämtlichen Beschwerden und Defekten, die irgendwie mit Haut zu tun hatten.

Und wenn davon nur die Hälfte stimmte, dann gelang es den Alten, mit Weißkrautblätterwickeln die äußeren wie die *inneren* Krankheits-Prozesse zu heilen, die mit Haut zu tun hatten. Also musste es auch uns gelingen.

Der zwölfte und erste erfolgreiche Versuch:
Wickel mit Weißkraut

Drei Tage nach Jakobs vierzehntem Geburtstag fiel die Entscheidung: Ab sofort und während der ganzen Sommerferien machen wir Wickel mit rohen, gequetschten Weißkrautblättern auf Jakobs Kopf, genau so, wie es in den drei Schriften beschrieben war: mit dem Zauberkräutlein *Kraut*.

Mit dem Kräutlein Kraut.

Das Schwerste stand uns noch bevor: Jakob musste überredet werden.

Neun Jahre falscher Therapien lasteten auf ihm, neun Jahre missbrauchter Geduld. Elf gescheiterte Versuche. Durften wir dem Jungen nochmal mit einer Therapie kommen?

»Wir haben keine Garantie, dass die Wickel helfen, was können wir Jakob sagen?«, fragte ich Hadwig. »Ganz einfach«, sagte Hadwig, »die moderne Medizin *heilt* keinen Altersbrand, sie *amputiert* ihn, Krautwickel dagegen *heilen* ihn – wenigstens in den drei Büchern. Also alles klar.«

Jetzt hatten wir einen Heilungstraum, aber keine Ahnung von der Wickelei.

Hadwig zerschnitt beherzt ein Leintuch in große Dreiecke, suchte ihre alte Skimütze, legte das große Holzbrett und ein Wellholz in der Küche bereit und sagte: »Fehlt nur das Kraut. Und der Patient.«

Vier Tage nach Jakobs vierzehntem Geburtstag, am 10. Juli 74, fanden wir auf dem Reutlinger Wochenmarkt vier große, helle, saftige Krautköpfe. Damit starteten wir den zwölften und letzten Versuch.

Jakob war zu Hause geblieben, stand in der Wohnstube, die Hände in den Hosentaschen, den Blick gerichtet auf den lavendelblauen Himmel, als suche er dort schon ein Quartier.

»Wir haben geschworen«, sagte Hadwig, uns auf keinen Medizinerquatsch mehr einzulassen, wir haben *nicht* geschworen, uns selber nichts auszudenken.

Jakob behielt die Augen am Himmel, schwieg.

»Wir haben gedacht, dass vielleicht …«

Jakob warf einen wütenden Blick auf Mutter und Schwester.

»Macht eine Wette«, schrie Luca, »wer verliert, kriegt tausend Mark, und wer gewinnt, darf sich was wünschen.«

»Was für eine Wette?«, fragte Jakob.

»Sie wollen deine Haare herzaubern«, schrie Luca.

»Meine – was?«, fragte Jakob böse.

»Ohne Spritzen, ohne Salben, ohne Bestrahlung, ohne Wässerchen, ohne Tinkturen, ohne Massage, ohne Frischzellen, ohne Injektionen, ohne den ganzen Scheiß«, sagte Hadwig. »Sondern?«, fragte Jakob.

»Sie wickeln dich in Blätter!«, schrie Luca.

»So'n Quatsch«, sagte Jakob.

Aber alle vier gingen dann doch in die Küche – Jakob als Letzter.

Hadwig nahm den größten Krautkopf, schnitt das Strunkende ab, entfernte die schlechten Blätter, löste die guten Blätter einzeln ab, ich schnitt die dicken Mittelrippen heraus – so stand es in den Büchern – und bearbeitete die rohen Blätter mit dem Wellholz wie einen Kuchenteig.

Als ein Stoß zerquetschter, faserweicher, Saft triefender Blätter bereitlag, erklärten wir Jakob, dass diese kühle, zartgrüne, saftige Blattmasse jetzt auf seine Kopfhaut geschichtet werde, ohne Lücken und ohne Hubbel. Die Blättermasse werde mit einem Dreiecktuch festgehalten, eine Wollmütze werde für Wärme sorgen.

»Alles, was wirken soll, braucht Reaktionswärme und einen bestimmten Druck«, sagte Hadwig. »Wärme und Druck sorgen dafür, dass die Kraft der Natur …«, begann ich und wusste nicht weiter.

»Was für eine Kraft?«, fragte Jakob höhnisch, »Wieso brauchen Blätter einen Druck und Wärme?«

»Weil der gute Saft der Blätter in die Haut hineingeschleust und das schlechte Zeug herausgezogen werden soll«, sagte ich, »das geht nur mit Druck und Wärme.«

»Klingt nicht gerade wissenschaftlich«, sagte Jakob, setzte sich aber doch an den Küchentisch und ließ das Aufschichten der kalten, feuchten Blätter über sich ergehen. Hadwig sorgte mit ihren geschickten Fingern dafür, dass die Blattmasse nicht vom Kopf rutschte.

»Wie lange bleibt das auf dem Kopf? Und wie oft wollt ihr das machen?«, fragte Jakob. »Ein Wickel liegt immer vier Stunden«, sagte ich ohne lange nachzudenken, denn darüber stand in den Schriften nichts, »und dann wird das Ganze erneuert, viermal am Tag, vier Tage lang.«

»Na gut, und dann?«, fragte Jakob.

»Dann zeigt sich eine signifikante Veränderung.«

»Wieso soll ein Wickel mit Blättern meine Haut signifikant verändern?«, fragte Jakob. »So steht es in den Büchern«, sagte ich, »und wenn es nichts wird, brechen wir das Experiment ab. Ein für alle Mal.«

»Nein, wir experimentieren, bis Jakob nach England fährt«, sagte Hadwig, »noch vier Tage bis zur Abfahrt.«

Die zweiwöchige Englandfahrt seiner alten Klasse wollte Jakob trotz allem nicht versäumen, auch als Nichtversetzter.

Zum Glück war Sommer, zum Glück gab es frisches Kraut, zum Glück waren Ferien. Lauter Glück. Viel Glück.

Jakob blieb hartnäckig: »Was soll in vier Stunden passieren?«

Jetzt musste mir etwas einfallen, was wissenschaftlich klang, aber nicht schulmedizinisch. »Im lebenden Organismus«, begann ich, »geschieht in jeder Zelle das, was wir mit den Wickeln imitieren: Gute Säfte wandern hinein und schlechte heraus.«

»So'n Quatsch«, sagte Jakob.

»Kein Quatsch«, rief Hadwig, »das nennt man Osmose! – Haben wir grade in Bio gelernt, am letzten Tag vor den Ferien, Osmose geschieht auf deinem Kopf, Jakob, es sind osmotische Kräfte, die sich im Wickel entfalten.«

»Was für Kräfte? Wie osmotisch?«, fragte Jakob, »ist doch alles Quatsch.«

Hadwig erklärte: »Osmose heißt das Hindurchwandern von Säften durch eine Membran. Der Saft der Krautblätter wandert durch die Membran deiner *Haut* hindurch in die tieferen Schichten und wirkt dort heilend, was sonst. Osmose ist ein grundlegender Vorgang in der Natur«, sagte Hadwig, »Osmose ist der Ernährungs-Trick der Zellen. Aller Zellen. Auch der Haar-Papillen.«

»Naja, ihr habt euch das bloß ausgedacht«, sagte Jakob.

»Wir haben den besten Bio-Lehrer der ganzen Schule«, sagte Hadwig.

Jakob blieb skeptisch, ließ aber über sich ergehen, was Hadwig und ich veranstalteten. Bald reichte der Blätterberg vom Nacken bis zu seiner Stirn.

»Bloß bis du nach England fährst, dann ist Schluss«, sagte Hadwig, die die Blattmasse so lange mit den Händen festhielt, bis ich das Dreiecktuch über den Blätterberg gebreitet und festgebunden hatte. Den Zipfel zog ich über Jakobs Stirn und knotete die Enden fest. Dann stülpte Hadwig ihre Skimütze darüber.

»Nach England ist Schluss mit Osmose«, sagte Jakob, »vergesst das nicht.«

»Kalt, gell«, sagte Luca zu seinem Bruder, »eklig, gell?«

Luca ging in die Knie, um den Gesichtsausdruck seines Bruders zu studieren. »Schwer, gell«, sagte Luca.

»Na ja«, sagte Jakob und ging in den Garten.

Was durften wir von dem glitschigen Blätterberg erwarten? Was konnte in vier Stunden geschehen? Wie sah die Haut danach aus? Rot? Weiß? Heiß? Kalt? Und wenn nichts geschah, einfach gar nichts? Hadwig und ich kamen uns vor wie in einem dunklen Tunnel, dessen Ende wir nicht sahen.

Ich räumte die Krautreste weg, spülte das Brett und das Wellholz, ging in den Garten, setzte mich zu Jakob, der vor der Holzeinfriedung seines Sandkastens kniete. Er grub Tunnel und konstruierte Brücken und Türme. Ich wollte ihm danken für seine Geduld und neigte den Kopf gegen den Mützenturm – und fuhr zurück: Ein grässlicher Gestank drang aus der Mütze, stechend, scharf, beißend wie Gülle.

»Das riecht ja unglaublich«, sagte ich, »das riecht ja wahnsinnig, es stinkt göttlich verrückt!« Und begriff in dem Augenblick: Es tut sich was! Der Gestank sagt es, es tut sich was!! »Es tut sich was«, schrie ich, »Jakob! Kinder!! Es wirkt! Der Wickel wirkt!«

Jakob sah mich zweifelnd an.

»Unser Wickel wirkt, die Säfte wirken, es findet Osmose statt!«, sagte ich, »Hadwig hat recht, ein Austausch findet statt, alt gegen neu, gut gegen schlecht, gesund gegen krank, das ist es, was sich tut.« Zwanzig Minuten waren vergangen, ich sog den Gestank ein – schöner als jedes Parfum, kostbarer als alle Düfte der Welt.

»Mutter Natur, die wunderbar gütige, heilige Mutter Natur tut ihr Werk«, sagte ich zu Jakob.

»OK«, sagte Jakob, »jetzt lass mich meine Burg bauen.«

»Spürst du nichts?«, fragte ich, »sag mir, was du spürst.«

»Es bitzelt«, sagte Jakob. – »Es tut was?« – »Es bitzelt.«

»Was heißt: Es bitzelt. Was meinst du?«

»Es bitzelt«, sagte Jakob, »und jetzt lass mich.«

Ich entfernte mich gehorsam.

»Es stinkt und bitzelt auf Jakobs Kopf«, meldete ich Hadwig.

»War doch klar«, sagte Hadwig, »Osmose, klar.«

Die Haarwässerchen haben nie gebitzelt, die Bestrahlungen haben nie gebitzelt, aber der Krautwickel bitzelt. Er wirkt.

Ich konnte es kaum erwarten, unter den Blätterberg zu schauen. Dreieinhalb Stunden noch. Ich jätete Unkraut, schnitt die verblühten Rosen ab, lockerte das Kräuterbeet, spähte immer wieder zu Jakob hinüber, der vor dem Sandkasten kniete und eine vieltürmige Burg baute.

Nach vier Stunden sagte ich: »Zeit zum Wechsel.« – »Du bist bloß neugierig«, sagte Jakob, stand aber brav auf und ging in die Küche. »Und du? Bist du nicht neugierig?«, fragte ich.

»Nicht sehr«, sagte Jakob, »ich erwarte nicht viel.«

Ich entfernte die Mütze, nahm das Tuch samt dem nach Verwesung stinkenden Blätterberg wie einen Helm ab: Die Blätter waren trocken. Die innen liegenden Blätter hatten sich braun verfärbt wie Gülle, wie Kot, wie Erde. Und darüber schwebte dieser göttlich-grässliche Gestank.

»Was zu sehen?«, fragte Jakob.

»Oh ja!«, Ich bemühte mich, ruhig zu sprechen: »Deine Kopfhaut ist nicht rot und nicht heiß, sie ist kühl und hell und glänzt weniger, sie sieht nicht mehr wie lackiert aus.«

»Ist das alles?«, fragte Jakob.

»Das ist viel, Jakob, deine Haut wird *matter*. Der kranke Glanz verschwindet, er wird schwächer.«

»Ja, na und? Was bedeutet das?«

»Das bedeutet die Umkehr, Jakob, das bedeutet: Die Heilung hat begonnen. Das bedeutet: Wir erleben den status remissionis in statu nascendi, du Lateiner. Wir erleben den Status der Wiederherstellung im Augenblick seines Werdens.«

Jakob ging zum Spiegel. »Die Haut glänzt immer noch«, sagte er.

»Ja, sie glänzt noch ein bisschen, aber kein Vergleich zu gestern und vorgestern und die ganzen neun Jahre. Bis gestern war deine Haut hauchdünn und wie lackiert, jetzt ist sie *dicker* und *matter,* und wenn sie erst ganz matt ist, dann …«

»Geht's jetzt weiter?«, fragte Jakob.

Es ging weiter.

Nachmittags um fünf erhielt Jakob unter Hadwigs Mithilfe den zweiten Wickel mit gequetschten Krautblättern. Abends um neun, als der zweite Wickel abgenommen wurde, sah die Haut noch matter, noch dicker, irgendwie sauberer aus, wie gereinigt von innen. Alle strichen vorsichtig über die klare, sanfte, kühle Haut wie über eine Kostbarkeit.

Als Jakob sich zum dritten Wickel an den Küchentisch setzte, fragte Luca: »Kriegst du Kopfweh?«

»Nein, es bitzelt bloß«, sagte Jakob.

Jakob durfte in dieser Nacht im Ehebett neben mir schlafen. Ich wollte kontrollieren, wie lange der jauchige Gestank anhielt, ich wollte wissen, wie lange der Wickel wirkte, wie lange die Krautblätter ihre Aktivität entfalteten. Als ich gegen Mitternacht schlafen ging, schlug mir an der Schlafzimmertür ein übler Schwall entgegen. Unter normalen Umständen hätte ich das Zimmer gemieden, jetzt aber wusste ich: Dieser Gestank zeigt Gutes an, er ist wohltätig. Alter Dreck wird aus der Kopfhaut herausgezogen, die Haut wird von Stoffwechsel-Müll befreit, vom Müll aus neun Jahren.

Es habe die ganze Nacht gebitzelt, sagte Jakob am nächsten Morgen, er habe es die ganze Nacht gespürt, habe aber trotzdem gut geschlafen, obwohl er dauernd spürte, wie es bitzelte, acht Stunden lang – was zu sehen?

Oh ja, Jakobs Haut war noch matter und noch ein wenig dicker.

»Ist das alles?«, fragte Jakob enttäuscht. Er konnte nicht glauben, dass diese millimeterfeine Veränderung ein großer Fortschritt war und die Heilung anzeigte.

Tag zwei der Kur sah nicht anders aus als Tag eins: vier Wickel im Vier-Stunden-Abstand (neun, eins, fünf, neun). Der Mülleimer quoll über, stank in der Julihitze, auch wenn wir die Krautblätter-Rückstände in eine Tüte packten und das Ganze mit Zeitungspapier abdeckten. Angegorene Krautreste entwickeln ein unglaubliches Gestankspotenzial.

Spät am Abend sog ich im Schlafzimmer wieder den sauren, ekligen Gestank ein, der aus Jakobs Mütze drang. »Es tut sich was unter der Mütze, es tut sich ein Regenerationswunder«, sagte ich zu Hadwig. »War doch klar«, sagte sie, »– Osmose.«

»Wie sieht's aus?«, fragte Jakob am nächsten Morgen.

Gut sah es aus: Jakobs Kopfhaut sah aus wie Gänsehaut, sie war übersät mit kleinen, winzigen Pünktchen, mit vielen zartesten Erhebungen.

»Sieht aus wie Grießbrei«, sagte Luca. Jakob prüfte mit den Fingerspitzen. Er spüre nichts, sagte er. – »Schau in den Spiegel!« – Das wollte Jakob nicht, er wollte bloß einen neuen Wickel.

Als ich den Nachmittagswickel vorbereitete, schnitt ich mir aus Versehen in den linken Zeigefinger. Es blutete heftig aus der mehrere Millimeter tiefen Wunde, aber statt ein Pflaster zu nehmen, legte ich drei frisch gequetschte Krautblatt-Stückchen auf die Wunde, Hadwig band stramm ein Taschentuch darüber. Wir warteten gespannt.

Kaum eine Minute später fing es unter dem Verband an zu pochen.

Es pochte so sehr, so heftig, als säße ein Kobold in der Wunde und hämmerte mit einem Hammer darin herum. Ich kriegte Angst. Wird mein Finger schwarz? Ist das eine Blutvergiftung? Ist der Finger noch zu retten?

Ich telefonierte mit Dr. Maiwald: »Herr Doktor, was pocht da so furchtbar?«

»Schauen Sie nach«, sagte der gütige Mann, »ist die Wunde heiß, rot und dick, pocht das Blut. Ist die Wunde kühl, blass und schlank, pocht die Lymphe.«

Hadwig entfernte den Verband.

Der Finger war hell, kühl und schlank: Es war die Lymphe und nicht das Blut, was so gepocht hatte.

Ich erstattete dem Doktor Bericht und wollte wissen, was die Lymphe in meiner offenen Wunde zu suchen habe.

Dr. Maiwald lachte durchs Telefon. »Ohne Lymphe heilt nichts, das wissen Sie doch aus der Schule, wer Lymphe provoziert, provoziert die Heilung, das ist so simpel wie das kleine Einmaleins«, sagte der Doktor, er habe nur nicht gewusst, dass das mit Krautblättern gehe, »interessant immerhin«, sagte Dr. Maiwald und bedankte sich für den Hinweis.

»Was hat er gesagt?«, fragte Hadwig.

»Er hat gesagt, es war die Lymphe, die gepocht hat, und wer die Lymphe provoziert, provoziert die Heilung. So einfach ist das. Also gilt,« sagte ich: »Krautblätter provozieren die Lymphe, die Lymphe heilt meine Wunde, also heilt Jakobs Lymphe auch Jakobs Kopfhaut, wenn wir sie provozieren«, sagte ich. »Nochmal«, sagte Hadwig, »Krautblätter provozieren die Lymphe, Lymphe heilt die Haut, also heilen Krautblätter via Lymphe Jakobs Haut, das heißt: Jakobs Alopecie. Also gilt: Krautblätter heilen die Alopecie.«

»Genau«, sagte ich. »Du solltest Halleluja sagen«, sagte Hadwig.

Aber statt Halleluja zu sagen, rief ich den Apotheker an.

Ich wollte den Zusammenhang noch genauer verstehen und fragte Dr. Spindler: »Bitte, Herr Doktor, was ist Lymphe *chemisch* gesehen? Und was ist Krautblättersaft *chemisch* gesehen? Und warum pocht Lymphe so heftig, wenn Krautblätter auf eine offene Wunde gebunden werden?«

Der freundliche Dr. rer.nat. Spindler sagte: »Lymphe ist chemisch gesehen ein *Kolloid,* und Krautsaft ist ein *Kolloid,* das ist alles. Das Kolloid Lymphe wird aktiviert durch das Kolloid Krautsaft. Krautsaft wirkt auf die Lymphe wie ein *Dispersionsmittel.* Das ist der ganze Witz. Mit Krautsaft fließt die Lymphe schneller und vermehrt, darum pocht es unter der Wunde so heftig.«

Ich bedankte mich. Und erstattete Hadwig Bericht.

»Das ist alles? Das ist der ganze Witz?«, fragte sie, Krautsaft wirkt auf die Lymphe wie ein Dispersionsmittel? Das ist der ganze Witz unserer Therapie?

»Eigentlich logisch, der Kern des Alopecie-Problems ist ja die verdickte Lymphe. Warum zum Teufel sind wir nicht früher drauf gekommen?«

»Ja, warum nicht? Wir haben zu wenig nachgedacht. Darum will ich es jetzt tun, Ich will es noch genauer wissen«, sagte ich.

»Na schön«, sagte Hadwig, – *Lymphe* bedeutete ursprünglich so viel wie Quellwasser, das habe sie in Latein gelernt, *Lymphe* sei verwandt mit dem Wort *Nymphe,* die Nymphen bewohnten nach Meinung der alten Griechen *Quellen* und *Brunnen,* Nymphen waren Wassergottheiten.

Na schön, aber das meinte ich nicht. Ich griff zum Lexikon, Stichwort **Dispersionsmittel.** Hadwig kam mir zuvor: »Dispers kommt von lateinisch dispergere, heißt zerstreuen oder feinst verteilen.«

Das Lexikon sagt: Ein *disperses System* ist ein System aus zwei oder mehreren Phasen, in dem die eine Form (der dispergierte Stoff = Dispersum) in der anderen Phase (Dispergens oder Dispersionsmittel) *feinst verteilt* ist … Je nach Zerteilungsgrad unterscheidet man grobdispers, kolloiddispers und molekulardispers … Und was ist mit Krautsaft und Lymphe?

»Krautsaft ist wahrscheinlich kolloiddispers«, sagte Hadwig, »die träge Lymphe dagegen **grobdispers,** und das ist der Kern des Problems Alopecie.«

»Fassen wir zusammen«, sagte ich, »Alopecie ist eine Frage der *Kolloid-Chemie.* Aber kein Mediziner beherrscht das Thema, auch nicht Dermatologen.«

»Und gerade sie müssten das Thema beherrschen«, sagte Hadwig, »aber sie beherrschen es nicht, wahrscheinlich weil Lymphe als Kolloid im Studium nicht vorkommt. Aber egal. Wir machen weiter mit unserem Dispersionsmittel Kraut.«

Als die Kinder schliefen, griff ich nochmal zum Lexikon, Stichwort **Kolloid:** … (von griech. Kolla = Leim) Stoff, dessen Teilchen (größer als Moleküle, Atome oder Ionen) in einem andern Stoff (flüssig, fest oder gasförmig) feinst verteilt sind … Jedes Kolloid kann vom *Lösungszustand* (Sol-Zustand) in den *Flockungszustand* (Gel-Zustand) versetzt werden, *je nach Energiezufuhr.* Unter *Energiezufuhr* ist zu verstehen: *Thermische, elektrische, elektro-chemische* und *elektro-thermische* Energie …

Was heißt das? Das heißt: Der kolloidale Status der Lymphe hängt ab von der Energiezufuhr. Alopecie ist insofern ein Kolloidproblem, weil das Kolloid Lymphe seinen kolloidalen Status je nach Energiezufuhr ändert. Bei pathogener Energiezufuhr, wie zum Beispiel bei einem psychogenen Schock, entartet das Kolloid Lymphe, es wechselt vom Solzustand in den Gelzustand, von der kolloiddispersen in die grobdisperse Phase.

Anders gesagt: Bei pathogener Energiezufuhr verliert das Kolloid Lymphe seinen idealen Status und wird seinen Aufgaben (Ernähren und Reinigen) nicht mehr gerecht. In Jakobs Fall heißt das: Der Psychoschock hat als Nervenschock im Bereich der peripheren Nervenbahnen auf das Kolloid Lymphe wie ein Elektro-Impuls gewirkt, d. h. als elektro-chemische Energie-Zufuhr. Diese elektro-chemische Energiezufuhr versetzte das Kolloid Lymphe im Bereich der peripheren Nervenbahnen vom idealen *Lösungszustand* in den pathogenen *Flockungszustand.* Woraus folgt: Alopecie ist die Erscheinungsform einer Kolloid-Entartung.

»Vielleicht lässt sich das noch genauer fassen«, dachte ich und bemühte anderntags nochmal den hilfsbereiten Apotheker. Dr. Spindler wusste, dass gemäß den beiden Faradayschen Gesetzen eine bestimmte Impulsstärke die Abscheidung einer äquivalenten *Stoffmenge* bewirkt, sodass auf diese Weise das Kolloid Lymphe entartet, soll heißen: Die Lymphe flockt aus.

Danke, genau das wollte ich wissen.

Jetzt wurde mir klar, wie Lymphe und Alopecie zusammenhängen: Die Lymphe entartet, indem sie dank pathogener Energiezufuhr vom Lösungszustand in den *Flockungszustand* übergeht, dadurch fließt sie schlechter, transportiert schlechter, funktioniert als Zwischenzellflüssigkeit schlechter und befördert die Nährstoffe von den Kapillaren immer schlechter hinüber zur Papille unter der Haarzwiebel. Anders gesagt: Die Osmose ist gestört.

Als Kurzfassung könnte man sagen: Alopecie ist das Problem einer gestörten Osmose. Und jede Heilbemühung muss darauf hinauslaufen, die Osmose wieder in Gang zu bringen. Das könnte man auch nennen: die Lymphe kurieren. Mit Hilfe eines Dispersionsmittels. Das beste und vielleicht einzige Dispersionsmittel für das Kolloid Lymphe heißt: Weißkraut.

Jakob hatte keine Lust auf Analyse, ihm genügte, dass es bitzelte und die Haut immer ditzeliger wurde. Nur Hadwig blieb am Thema. Sie dachte daran, ein Referat vorzubereiten.

Konkret heißt das, sagte sie, bei einer gestörten Osmose bleibt die Papille ohne Nährstoffe, die Haarzwiebel wird nicht versorgt, das Haar wird nicht ernährt und fällt folglich aus. Es wächst auch nicht nach und wächst so lange nicht nach, wie der Entartungszustand des Kolloids Lymphe anhält.

Fazit: Das Problem Alopecie ist die Folge einer läppisch verquollenen Lymphe.

Und der arme Jakob musste neun Jahre darunter leiden, weil in den letzten zweitausend Jahren keiner kapiert hat, dass Lymphe ein Kolloid ist und dass ein Kolloid entarten kann. Wir haben das endlich kapiert.

Und diskutierten weiter wie Skatspieler nach einer Partie. Hadwig sagte: »Dabei wussten wir schon lange, dass Alopecie nichts mit Durchblutung zu tun hat, sondern mit etwas anderem. Nur auf das Problem *entartete Lymphe* sind wir nicht gekommen, erst nach neun Jahren haben wir das kapiert. Hätten wir das nicht früher haben können?«

Offenbar nicht.

Am Abend des dritten Wickeltages erreichten die *Ditzele* auf Jakobs Kopf eine deutlich wahrnehmbare Höhe. Am Morgen des vierten und letzten Tages vor Jakobs Abreise nach London verteilten sich die kleinen Erhebungen gleichmäßig über die ganze Kopfhaut. Die sah jetzt aus wie die Kopfhaut der andern Familienmitglieder, sie war matt, gepolstert, klar, und übersät mit Hubbelchen – nur eben ohne Haare. Noch wuchs auf Jakobs Kopfhaut nichts.

Trotz der Reisevorbereitungen wurde das vierstündige Wickel-Schema beibehalten, morgens um neun gab es den ersten Wickel, mittags um eins den zweiten, nachmittags um fünf den dritten, abends um neun den vierten Wickel.

Als ich abends um neun den Fünf-Uhr-Wickel abnahm, um den Nachtwickel vorzubereiten, warf die Abendsonne schräge Strahlen durchs Küchenfenster. Jakob saß am Tisch im Gegenlicht, sein weißer Kopf fing die Strahlen auf und da sah ich: Härchen! Härchen!

Und schrie wie von Sinnen: »Härchen! Jakob hat Härchen! Kinder kommt!«

Im Gegenlicht sah ich das Wunder, von dem wir seit Jahren träumten: Winzige Haarspitzen ragten aus den Ditzele heraus, ganz oben auf Jakobs bleichem Kopf. Kleinste zarteste Stöppelchen wuchsen da. Genau auf dem höchsten Scheitelpunkt, dort wo die Ditzele am dichtesten saßen, da glänzten im Widerschein der Abendsonne kaum wahrnehmbare weiße Spitzen, vielleicht einen Millimeter hoch, angeordnet in einem Kränzchen.

»Fühl mal, Jakob.«

Jakob fuhr mit den Fingern über die höchste Wölbung des Kopfes.

»Ja, da is was«, sagte er, »ein bisschen was ist da.«

»Tatsache«, sagte Luca wie erschrocken, »Härchen.«

»Stimmt«, sagte Hadwig, »sieht aus wie Haare, war doch klar – Osmose.«

»Weiße!«, sagte Luca, immer noch leise.

»Ja, weiße Härchen, was macht das schon.«

»Na ja«, sagte Jakob, »ein paar Stoppeln.«

»Ja, Stoppeln, aber bald wachsen mehr Stoppeln und immer mehr, bald ist dein Kopf bedeckt mit Stoppel-Haaren und dann wird die Perücke überflüssig«, sagte ich.

Zitternd vor Freude bereiteten wir den letzten Wickel vor Jakobs Abreise. Am liebsten hätte ich ihm die England-Reise ausgeredet, aber der Junge wollte unbedingt an der Klassenfahrt teilnehmen.

»Und wenn die Härchen wieder ausgehn?«, fragte Luca. »Dann wickeln wir von vorn, wir wickeln so lange, bis Jakob Haare hat im normalen Sinn«, gab ich bekannt.

Am nächsten Morgen fuhr Jakob mutig ab, die Perücke auf dem Kopf, aber dank der Härchen unter der Perücke mit einem neuen Selbstbewusstsein. Eine Woche später schickte der Ausflügler eine Karte vom Trafalgar Square und nach der zweiten Woche kam er zurück.

Wir holten Jakob am Flughafen ab, mussten lange warten, bis er an der Sperre erschien. Seine hochgewachsenen, selbstbewussten Klassenkameraden waren längst hindurchgeschlendert, wurden von stolzen Müttern in Empfang genommen. Ganz hinten kam als letzter klein, allein, mit verrutschter Perücke – Jakob durch die Sperre, eine Tüte Geschenke in der Hand. Er sah nicht traurig aus, als er so allein und klein auf uns zutrat und uns mit seiner hohen, dünnen Stimme begrüßte.

Er erzählte von der Weltstadt London, als habe es nie Erzählschwierigkeiten gegeben. Frau Biliewskis Arbeit war getan – unsere Arbeit war noch nicht getan. Jakob brauchte Haare im üblichen Sinn und er brauchte eine Stimme wie ein vierzehnjähriger Junge. Und er musste wachsen und er musste die Milchzähne loswerden und er musste die zweiten Zähne kriegen und …

Noch am selben Abend setzten wir die Wickelkur fort.

»Jakob soll ein normaler Junge werden, ein ganz normaler vierzehnjähriger Junge, der Haare auf dem Kopf hat und groß und stark ist«, sagte ich zu Hadwig.

Hadwig schwieg. Auch ihr war klar, mit den Haaren allein war noch nicht alles gewonnen. Jakob war auch mit Haaren ein Winzling, der noch Milchzähne und Puppenhändchen hatte und ein

Puppenstimmchen. »Eines Tages wird er sagen, schön und gut, ich habe Haare, aber ich bin ein Zwerg mit einer Eunuchen-Stimme, ich will nicht mehr leben. Und wieder wird er einen Strick suchen«, sagte Hadwig.

»Wir müssen alle Probleme lösen, unter denen Jakob leidet, aber wie zum Teufel machen wir das?«, fragte ich meine sechzehnjährige Tochter.

Jakobs Probleme kommen alle von innen: Längenwachstum, Zahnentwicklung, Knochenstärke, Muskelstärke, Stimme ... alles wird gesteuert von innen.

Krautblätter helfen äußerlich, indem sie die Lymphwege für die Papille unter der Haarwurzel öffnen. Was hilft im Innern des Körpers? Kann Kraut auch im Innern heilend wirken, indem es die Lymphwege insgesamt öffnet? Indem es die *Distribution* der Säfte und Hormone ermöglicht? Kann Kraut auch solche Blockaden lösen?

Jakobs Säftesystem war zur Gänze verstopft, nicht bloß entlang der peripheren Nervenbahnen, sondern überall in seinem Körper. Jakob brauchte ein inwendiges Lösungsmittel, eine Art General-Dispersionsmittel.

Was zögerten wir noch? Das beste Dispersionsmittel für die Lymphe heißt Weißkohl, das haben wir doch begriffen. Also?

Also nochmal Kraut: jetzt inwendig. Nicht als Nahrung, sondern als Heilmittel. Als Distributionsdirektor. Als Generaldispersion. Aber so viel Kraut, wie Jakob dann schlucken müsste, konnte er gar nicht kauen. Also?

»Also kriegt Jakob ab sofort ein Kraut-Konzentrat«, sagte ich zu Hadwig, »Jakob kriegt zu jedem Wickel einen Becher frisch gepressten Krautsaft. Vier Mal am Tag, egal, wie das schmeckt.«

Trotz der vierzehntägigen Wickel-Unterbrechung waren die weißen Stöppelchen auf Jakobs Kopf nicht ausgefallen, wie wir befürchtet hatten, aber es waren auch keine neuen Stöppelchen hinzugekommen. Es war, als habe in England der Heilungsprozess stagniert, als sei zwei Wochen lang alles stehen geblieben.

Aber nichts bleibt stehen im Körper. Alles im Körper fließt, alles ist Prozess.

Es war nur eine Frage der Zeit, bis die Stöppelchen wieder ausgefallen wären. Uns blieben noch zwei Wochen Sommerferien. Noch zwei Wochen Therapie. Also hurtig!

Wir nahmen den alten Wickelrhythmus wieder auf (neun, eins, fünf, neun). Und die weißen Stöppelchen wuchsen weiter und vermehrten sich. Fast jeden Abend entdeckten wir ein neues Haar-Kränzchen oben auf Jakobs Scheitel oder über seinen Ohren.

Als die Sommerferien zu Ende gingen und die Schule wieder anfing, wurde die Wickelmenge notgedrungen reduziert auf dreimal täglich. Den ersten Wickel gab es gleich nach dem Mittagessen um ein Uhr, den zweiten um fünf Uhr nachmittags, den dritten und letzten um neun Uhr abends. Nur an schulfreien Tagen und am Wochenende schafften wir wieder vier Wickel pro Tag. Und nun kam der Krautsaft als Medizin dazu, drei- oder viermal täglich.

Jakob trank den Saft widerspruchslos, wenn auch nicht begeistert. Er verspreche sich nichts davon, sagte er, er wolle nur keinen Krach mit Hadwig und mir.

Das war lobenswert, aber zunächst waren wir enttäuscht: Nichts tat sich bei Jakob in den nächsten Tagen und Wochen – trotz Krautsaft.

Jakob trank drei oder vier Becher Krautsaft pro Tag und dennoch tat sich nichts. Es gab keine Veränderung an Stimme, Zähnen, Minderwuchs, auch Jakobs Dauerschnupfen blieb. Es war, als sei die Safttrinkerei umsonst.

Dennoch machten wir weiter mit beidem, mit Saft und Wickeln, weil wir nun mal dank der Auskunft von Dr. Spindler den Krautsaft für das beste Dispersionsmittel hielten und dem Dispersionsmittel eine ausreichende Anlaufzeit geben wollten. Es hatte ja auch vier Wickel-Tage gebraucht, bis wir die ersten Härchen sahen. Inwendig brauchte die Dispersions-Kur vielleicht noch mehr Zeit. Nur wie viel Zeit? Das war die Frage. Und eine große Geduldsprobe.

Denn auch nach der dritten und nach der vierten Saft-Woche stellten wir an Jakob keine Veränderung fest. Sein Rumpf war kurz und schwammig, die Händchen zart und fein, das Stimmchen hoch und dünn, die Milchzähne fielen nicht aus, die Muskeln taugten nicht zum Sport, die Knochen waren so brüchig, dass Jakobs rechter Daumen brach, als ich ihm einmal kräftig die Hand drückte. Seine Nase troff von Schleim, seine Bronchien rasselten, er röchelte und schniefte nachts stundenlang, wie Hadwig in ihrem Zimmer hören konnte. Jakob war mit Allergien geschlagen, viel schlimmer als seine Geschwister. Aber noch gaben wir nicht auf.

Nach jedem Wickel presste ich den Krautkopfrest in der Saftmaschine aus, fügte zwei Esslöffel frisches kaltes Wasser hinzu, zwei Kaffeelöffel frischen Zitronensaft und einen Kaffeelöffel frische Sahne, auch wenn sich immer noch nichts tun wollte. Wir konnten uns einfach nicht vorstellen, dass der Saft der Pflanze, deren Blätter auf dem Kopf so viel Gutes bewirkten, innen im Körper nicht auch segensreich wirken sollte. In der fünften Saft-Woche wurde unsere Geduld belohnt. Nein, so etwas wie ein Wunder setzte ein.

Hadwig bemerkte es als Erste: »Jakob schnieft nachts nicht mehr«, sagte sie eines Morgens, »er röchelt gar nicht mehr, er atmet unhörbar und schläft durch, als sei er alle seine Allergien los«, sie höre nachts kein Geröchel und kein Geschniefe mehr – einfach nichts.

Jakob selber war die Neuheit entgangen. Er schien gar nicht zu bemerken, wie er gesund wurde. Probeweise schnaufte er einmal durch die Nase und siehe, die Nase war frei und die Augen tränten nicht, sie waren nicht rot und nicht entzündet und in den Bronchien rasselte es keine Spur. Nein, er spüre keinen Widerstand mehr, sagte er, als er tief durchatmete.

Dann ging das Märchen weiter: Jakob fing an zu wachsen.

Der Junge wuchs in einem unfasslichen Tempo. Erst wurden seine Hosen zu kurz, dann drückten die Schuhe vorn und hinten, in der Länge und in der Breite, die Hemden, Pullis und Shirts wurden zu klein und bald kam der Tag, da blickte Jakob nicht mehr von unten hoch zu mir, sondern ich musste mich recken, wenn ich seine Kopfhaut inspizieren wollte.

Jakob schoss in die Höhe und die Milchzähne fielen aus, die zweiten Zähne schoben nach und auf dem Kopf wuchsen die hellen Stoppel-Kringel zu kreisrund behaarten Flächen zusammen. Diese wuchsen allmählich mit Nachbarkreisen zusammen und nahmen langsam eine hellbraune Farbe an.

Nach vier Wochen war die Haardecke geschlossen, nur am Hinterkopf blieb noch eine Lücke frei, dort, wo wir auf Empfehlung des Kinderarztes eine Zeit lang Cortison-Haarwasser eingerieben hatten.

Keck trat Jakob der Welt entgegen, duldete die Wickelei, schluckte den Saft oder mahnte mich sogar, den Saft zu bereiten. Allerdings trug er immer noch die Perücke, aber wenn er zur Schule ging, tat er es nicht mehr mit hängendem Kopf und ängstlichen Augen, sein Selbstbewusstsein war noch größer geworden, es war gewachsen mit seiner Körpergröße.

Nur auf die Perücke wollte er noch nicht verzichten.

Es wurde Zeit, dem freundlichen Dr. Maiwald Bericht zu erstatten und ihm meine Definition der Alopecie und des psychogenen Schocks vorzutragen.

»Eine bestechende Hypothese«, sagte Dr. Maiwald, als ich meinen Vortrag beendet hatte, »doch leider nicht beweisbar.« Alopecie als Lymphkatastrophe klinge einleuchtend, sagte der Dermatologe Dr. Maiwald, aber er könne meine These weder bestätigen noch widerlegen. Man müsste einen psychogenen Schock im Labor simulieren, sagte er, und dann die Hirnströme messen und die Konsistenz der Lymphe prüfen im Integument – was natürlich nicht gehe. Meine These sei hochinteressant und bedenkenswert, aber nun mal nicht verifizierbar, allerdings auch nicht falsifizierbar, zumal Lymphe ein schwieriges Thema sei. Es gebe über Lymphe kaum brauchbare Untersuchungen (Stand 1974), weil sich an das Thema keiner heranwage, Lymphe gehöre zum Schwierigsten in der ganzen Medizin, das Thema Lymphe sei viel viel komplizierter als das Thema Blut.

»Zählen Sie die Publikationen zum Thema Lymphe«, sagte Maiwald freundlich lächelnd, »Sie kommen auf kein Dutzend, über Blut gibt es Tausende von Untersuchungen.«

Und dann äußerte der Dermatologe etwas, was mich erbitterte. Er bezweifelte, dass Jakobs Haarwuchs kausal mit den Weißkraut-

Wickeln zusammenhing. »Denn«, sagte er, »die Haare sind eigentlich zu schnell gekommen, schon am vierten Tag, wahrscheinlich waren sie im Follikel schon unterwegs, das heißt, sie wären sowieso gekommen.«

Das bezweifelte ich entschieden.

»Wäre es so, Herr Doktor«, sagte ich mit steigender Erregung, »warum kommen **keine** neuen Härchen, wenn wir **nicht** wickeln? Warum kamen während der vierzehn Tage, die Jakob in England war, *keine neuen* Härchen dazu? In den vierzehn Tagen England wurde *nicht* gewickelt und nichts entwickelte sich weiter.«

»Keine Ahnung, warum das so ist«, sagte Maiwald, dafür habe er keine Erklärung, wie er überhaupt keine Erklärung für Jakobs Krankheit habe, es sei denn diese: Alle kahlköpfigen Kinder, die er kenne, seien Jahrgang 1960, 1961 oder 1962, einige auch Jahrgang 64 und ein paar kämen aus dem Jahrgang 56. Diese Kinder wurden geboren, als die Geigerzähler rund um den Globus nur so schepperten. Und die Geigerzähler schepperten wegen der vielen Atomwaffenversuche, die damals gemacht wurden: Alle **oberirdisch** wohlgemerkt, ohne Rücksicht auf Verluste. Ein x-faches Hiroshima war das damals, jahrelang, und viele Kinder aus diesen Jahrgängen verlieren ihre Haare aus banalstem Anlass, auch ohne Psychoschock, einfach so.

»Vielleicht wegen zu viel Stress«, sagte ich.

»Mag sein, aus Stress«, sagte Maiwald, »das wissen wir nicht, aber wir wissen, dass die Physiker nach dem Zweiten Weltkrieg mit atomaren Waffen gespielt haben wie die Kinder. Im Jahr 1949 wurde in Hanford/USA die Wahnsinnsmenge von fünftausend Curie freigesetzt, die ging um die ganze Welt. In Ohio pustete eine Atomanstalt mehr als zweihundert Tonnen Uranoxid in die Luft und keinen hat's gekümmert, und so ging es weiter bis in die Sechzigerjahre hinein, immerzu Kernwaffenversuche. Frankreich hat seinerzeit an die 200 Atomtests veranstaltet: oberirdisch. Erst anno 63 erging ein Testverbot. Aber bis dahin hat sich keiner um die Folgen gekümmert.«

»Und was waren die Folgen?«, fragte ich, »welchen Schaden haben die Embryonen damals im Mutterleib abbekommen, wenn sie jetzt aus banalstem Anlass die Haare verlieren?«

»Keine Ahnung«, sagte Maiwald, »Ihr Sohn ist Jahrgang 1960, auch er kriegte die Strahlung im Mutterleib mit, vielleicht hätte er den psychogenen Schock sonst besser verarbeitet, wer weiß.«

Damit wollte Dr. Maiwald das Thema beenden, aber ich war nicht einverstanden. Ich wollte wissen, welche Organe der Embryos damals geschädigt wurden durch die atomare Strahlung.

Dr. Maiwald konnte oder wollte das nicht präzisieren. Im Übrigen blieb er dabei, Jakobs Haare wären sowieso gekommen, denn sie kamen nach seiner Einschätzung zu schnell – vier Tage nach dem ersten Wickel.

Maiwald lächelte milde, als ich fragte: »Herr Doktor, trifft es zu, dass die Haarpapillen auf dem Scheitel besonders flach unter der Epidermis liegen?«

»Das trifft zu«, sagte Maiwald, immer noch milde lächelnd.

»Trifft es zu, dass der Wachstumsindex des menschlichen Haars 0,1 bis 0,2 Millimeter pro Tag beträgt?« – »Richtig«, sagte der Doktor.

»Das heißt, das menschliche Haar legt in vier Tagen eine Strecke von 0,4 bis 0,8 Millimetern zurück, im Durchschnitt 0,6 Millimeter.«

»Mag sein«, sagte Maiwald.

»Wenn am Oberkopf die Haarpapille nur 0,4 Millimeter unter der Epidermis liegt, dann muss das Haar im Follikel nur eine Strecke von 0,5 Millimetern zurücklegen, um über die Epidermis hinauszuragen, was es nach vier Tagen, wie eben festgestellt, auch tut, nämlich im Schnitt 0,6 Millimeter. Es ragt also 0,2 mm über die Epidermis hinaus und ist damit zu sehen.«

»Wenn Sie meinen«, sagte Maiwald, »aber irgendwie scheint es mir nicht zwingend.« – »Wieso nicht? Mit welchem Argument?«

Maiwald schwieg.

Des freundlichen Doktors unbegründete Skepsis machte mich wütend.

»Herr Doktor, wir machen die Probe: Jakobs Haardecke ist jetzt geschlossen, wir stoppen ab sofort die Wickel. Mal sehen, was dann passiert.«

Der Doktor lächelte immer noch. Ich verabschiedete mich rasch. Glaubte Maiwald etwa, wir wickelten aus Jux? Der Mann wusste nicht, welche Mühe die Wickel machten. Allein die Wickelvorbereitung dauerte eine halbe Stunde.

Eine Wickeltherapie ist eine Mordsarbeit. Um die Blätter vorzubereiten, brauchte ich dreißig Minuten – und ich gehöre nicht zu den Langsamen im Lande. Aber auch mit Routine dauert die Vorbereitung mindestens zwanzig Minuten. Die Tücher des alten Wickels müssen vorgewaschen, getrocknet und dann hauptgewaschen werden, die dicken Strünke und Krautreste müssen entsorgt werden. Alle brauchbaren Blätter müssen sorgfältig mit dem Wellholz bearbeitet werden, bis die Zellulosestruktur aufgebrochen ist und der Saft austreten kann. Und das Aufhäufen der Blätter auf dem Kopf dauert noch einmal gute zehn Minuten.

Ja, war mir ganz recht, einen Grund für das Ende der Plagerei zu haben.

»Maiwald glaubt nicht an unsere Weißkohl-Therapie«, sagte ich zu Hadwig, »er meint, Jakobs Haare wären sowieso gekommen. Vielleicht hat er recht und die Haare wachsen auch ohne Wickel. Die Haardecke ist geschlossen, was soll passieren?« Auch Jakob war einverstanden.

Denn der Wickelrhythmus kollidierte ständig mit seinem Schulrhythmus. Zweimal pro Woche hatte Jakob Nachmittagsunterricht, einmal Geigenunterricht, außerdem musste Jakob üben, malen, lesen, Hausaufgaben machen, Sandburgen bauen und Gitarre spielen, er musste auf dem Bett liegen und träumen.

Nur die Saftbereitung nach den Mahlzeiten wurde (zweimal täglich) grundsätzlich beibehalten. Und der Krautsaft wirkte weiter wunderbar. Er fegte wie ein Reinigungsbesen durch Jakobs Körper oder wie ein Kraftelixier: Jakobs Heuschnupfen verschwand wie die anderen Allergien (gegen Katzenhaare, Druckerschwärze, Hausstaub, Polstermöbel, Schuhcreme, Waschmittel und sämtliche Blüten- und Gräserpollen). Nichts mehr von alledem, es war, als habe Jakob nie unter Allergien gelitten.

Und seine Haut wurde klar und frisch, fast schön. Seine Augen strahlten, die roten Lider verschwanden ebenso wie der schwammige Rücken. Von Dellen und Rillen war nichts mehr zu sehen, die getüpfelten Fingernägel wurden glatt und rosig, und als Jakob eines Abends in die Wanne stieg, tat er das mit glatten, straffen Pobacken und schlanken Schenkeln, keine Spur mehr von Cellulitis.

Acht Wochen Krautsaft-Trinken hatten dieses Wunder vollbracht. Jakob hätte einem Bildhauer Modell stehen können, so wohlproportioniert und edelhäutig stand er da. Nur Singen konnte er nicht. Er könne keinen Ton mehr halten, sagte er, die Töne rutschten ihm einfach alle weg.

Endlich kam er in den Stimmbruch. Er überschritt die Schwelle zur Pubertät entgegen Dr. Suntens Prophezeiung. Und wuchs und wuchs.

In zwei Monaten legte Jakob acht Zentimeter zu: vier Zentimeter pro Monat! Er wuchs schneller als seine Haare, denn das Haar wächst einen Zentimeter pro Monat, Jakob wuchs einen Zentimeter pro Woche.

Als Nichtversetzter hatte er die Klasse wechseln müssen. »Doch es ward ihm zum Heil« (um mit Schiller zu sprechen): Sein neuer Klassenlehrer Dr. Granzow war Pädagoge aus Leidenschaft.

»Granzow ist fabelhaft«, sagte Jakob, »sein Lateinunterricht ist immer witzig und locker, Granzow erklärt die Grammatik so, dass auch der Dümmste sie kapiert.« In der letzten Lateinarbeit hatte Jakob eine Eins. Im letzten Zeugnis hatte er noch eine Sechs.

Aber unser Wickelstopp blieb nicht ohne Folgen – trotz der Saftkur.

Zwei Wochen nach dem Ende der Wickelei hörten die Haare auf zu wachsen und in der dritten wickellosen Woche fielen die ersten Haare wieder aus. Erst fielen sie vereinzelt aus, dann häufchenweise. Die Haare fielen auf Jakobs Heft, in dem er gerade schrieb, sie fielen auf das Blatt, auf dem er zeichnete, fielen in den Teller, wenn er aß, fielen in das Waschbecken, wenn er die Zähne putzte.

»So«, sagte Jakob böse, »zufrieden? Du wolltest Maiwald beweisen, dass die Wickel nötig sind. Jetzt hast du den Beweis und ich seh aus wie vor der Englandreise.« Wütend setzte er sich an den Küchentisch und befahl: »Mach mir sofort einen Wickel!«

Er war fast kahl. Und kein Kraut im Haus. Und Markt erst in zwei Tagen.

»Wie lange müssen wir noch wickeln?«, fragte ich Hadwig, »lebenslänglich geht nicht, vielleicht sind die Wickel eben doch nicht das Richtige.«

»Quatsch«, sagte Hadwig empört, »wer spricht von lebenslänglich? Wir haben grade mal ein paar Wochen gewickelt – viel zu wenig für ein chronisches Problem, sowas braucht vier Monate, das weißt du selber. Jakobs Haarwurzelapparat ist einfach noch nicht genug gefestigt, er muss noch besser durchlympht werden, das ist alles. Also wickeln wir nochmal ein paar Wochen, sechs oder acht Wochen oder gleich bis Weihnachten«, sagte Hadwig, »– bis Heiligabend.«

»Also nochmal acht Wochen«, sagte ich, »na gut.«

In der zweiten Oktoberwoche fingen wir wieder an. Zweimal täglich wurde Jakobs Kopf wieder in gequetschte Krautblätter gewickelt (um ein Uhr mittags, gleich nach dem Essen, und abends um neun). Und was dann geschah, war keine Überraschung: Am vierten Tag kamen die ersten Härchen, angeordnet in kleinen Kränzchen, die nach und nach zusammenwuchsen.

Die beiden Wickel wurden immer ergänzt durch einen Becher Krautsaft. Das schien als Dauerdosis ausreichend, denn Jakob schoss weiter in die Höhe, die Allergien blieben verschwunden, seine Stimme rutschte noch tiefer, die zweiten Zähne wuchsen kräftig und die Haardecke begann sich zu schließen.

Herbst-Kraut ist weniger saftig als Sommerkraut und obendrein härter und widerständiger, man muss die Blätter kräftig mit dem Wellholz bearbeiten, um die Zellulosestruktur zu öffnen. Auch machen die zähen Blätter Druckstellen auf dem Kopf und tun weh. »Egal«, sagte Jakob, »wir dürfen nicht nachlassen.«

Noch trug er die Perücke, wenn er das Haus verließ.

Seine Klassenkameraden hielten leider wenig von Kameradschaft.

Kurz vor Beginn der Herbstferien kam Jakob wütend nach Hause, wollte nicht mehr zur Schule gehen. Weinend erzählte er, in der kleinen Pause sei er dagesessen, habe im Geschichtsbuch gelesen und dann … Er brach ab. Tränen schossen aus seinen Augen. Er konnte kaum weitersprechen.

Nach einer Weile sagte er: Ein Mitschüler habe sich, während Jakob im Geschichtsbuch las, von hinten angeschlichen, habe ihm die Perücke vom Kopf gerissen und wie einen Skalp geschwenkt und geschrien, er habe schon immer wissen wollen, wie's da drunter aussieht, dann habe der Junge die Perücke einem anderen zugeworfen, der wieder einem anderen und so fort, die Perücke sei durch das ganze Klassenzimmer geflogen, bis einer die Idee hatte, sie in den Papierkorb zu stecken, in dem Moment habe es geläutet, Jakob sei zum Papierkorb gegangen ohne Perücke, habe die Perücke rausgewühlt aus dem dreckigen Zeug und wieder aufgesetzt, da kam der Lehrer ins Zimmer und alle lachten, auch die Mädchen.

Jakob machte keine Hausaufgaben, aß nichts, wollte keinen Wickel, wollte keinen Saft, saß da und starrte vor sich hin.

Noch bedeckten die Haare den Kopf nicht lückenlos, es fehlten noch zwei, drei Wochen Wickelkur. Und die Herbstferien begannen erst in zwei Tagen.

Ich telefonierte mit dem Klassenlehrer.

Dr. Granzow erlaubte, Jakob bis zum Beginn der Ferien zu Hause zu behalten, damit er nach den Ferien den Ort des Schreckens ohne Perücke betreten könne. Jakob schaute ungläubig, als ich ihm Bericht erstattete.

»Nutzen wir die Zeit«, sagte er, »wickeln wir im alten Rhythmus viermal täglich, die Zeit ist kostbar.«

»Warum wolltest du Maiwald überzeugen«, fragte Hadwig, die wie immer beim Aufschichten der Blätter half, »einen Schulmediziner überzeugst du nicht, mit nichts, wir haben nur Zeit vergeudet.«

Als Jakob mit dem neuem Wickel die Küche verließ, sagte Hadwig: »Auch wenn wir es bis zum Ende der Herbstferien nicht schaffen, Jakob kann zufrieden sein, er ist wahnsinnig gewachsen, sein Heuschnupfen ist weg, die zweiten Zähne kommen und der Stimmbruch kommt, was will er mehr? Er ist jetzt fast einssiebzig, fast so groß wie ich«, sagte Hadwig.

Am Ende der Herbstferien war Jakobs Haardecke fast geschlossen, aber eben nur fast. Am Hinterkopf klaffte noch eine Lücke. Jakob hatte Angst vor neuen Hänseleien, wollte nicht zur Schule gehn.

Es bedurfte langer Überredung, bis er den Mut hatte, den Mitschülern so gegenüber zu treten. »In zwei Stunden hast du's überstanden«, sagte ich.

Er blieb störrisch. Erst in der letztmöglichen Minute ließ er sich zur Schule fahren. Unterwegs fiel kein Wort. Als wir ankamen, war der Schulhof leer. Wortlos stieg er aus, sah mich nicht an, ging langsam über den leeren Hof, drehte sich nicht um.

Lange vor Schulschluss war ich wieder zur Stelle.

»Wie war's? Ihr habt Dias gesehen?« – »Ja.« – »Und dann?« – »Dann nichts.« – »Und Granzow?« – »Er hat, als das Licht anging, mir zugelächelt.«

Ich streichelte Jakobs Backe, Küssen war schon lange verpönt.

»Jetzt hat die Angst ein Ende, Jakob.«

»Fahren wir«, sagte er und schwieg. Plötzlich ereiferte er sich: »Jetzt zeig ich denen am Barren, was ich kann, jetzt muss ich nicht mehr an die Perücke denken und den Kopf so halten, dass sie nicht runterfällt, und am Reck zeig ich's denen und beim Fußball und beim Tausend-Meter-Lauf …«

»Wir wickeln bis Heiligabend«, sagte ich.

Die kombinierte Wickel- und Saftkur behielten wir bis Weihnachten bei. Dann hatte das Kraut seine Schuldigkeit getan, Zwergnase Jakob war ein großer schlanker Jüngling geworden, so groß wie seine Schwester: 1,72 m. Die Geheimratsecken waren verschwunden und auch der heikle Fleck am Hinterkopf bedeckte sich mit Härchen. Singen konnte Jakob an Weihnachten nicht, die Töne rutschten ihm immer noch weg. Luca und Hadwig sangen umso lauter.

Noch gehörte Jakob nicht zu den Großen seiner Klasse, aber er wuchs weiter in einem unfasslichen Tempo, auch nach dem Ende der Saftkur (Mitte Januar 75). Und wenn ich Jakobs Scheitel betrachten wollte, brauchte ich einen Schemel. Als im März die Gräser sprossen und Krokusse und Hyazinthen blühten, ging kein Niesen und Schniefen los wie früher, es war, als habe Jakob nie unter Allergien gelitten. Seine Haare wuchsen weiter, jetzt auch ohne Wickel. Sie hatten jetzt wieder einen festen Sitz in der Kopfhaut und wurden hellbraun. Allmählich entwickelten sich Locken, deren Spitzen golden glänzten.

An Ostern überragte Jakob seine groß gewachsene Schwester um ein ganzes Stück. Und als wir an Pfingsten 75 wieder mit dem Meterstab kontrollierten, maß der fast fünfzehnjährige Jakob einssechsundachtzig (1,86 m). Und dann stoppte das rasante Wachsen endlich.

Alles war gut geworden.

Die alten Griechen hätten Jakob einen Apoll genannt. Morgens stieg er nach dem Schwimmen groß, schlank und sehnig aus dem Wasser, Tropfen glänzten auf seiner makellos bronzefarbenen Haut, sein Lockenhaar schimmerte und glänzte und reichte ihm bis in den Nacken. Und wenn er lachte, blitzten seine Zähne.

Nachbetrachtung
Alopecie ist ein Lymphproblem

»Mehr als zweitausend Jahre war der kreisrunde Haarausfall ein medizinisches Rätsel. Seit Hippokrates sind wir keinen Deut weitergekommen«, sagte Dr. Maiwald, »wir stochern alle im Nebel, wenn wir ehrlich sind, und pflanzen nur unsere Vermutungen fort.«

In Sachen Alopecie wird immer noch kräftig im Nebel gestochert, der Weg zur Kolloidchemie ist weit und noch immer ein stiefmütterlich behandeltes Thema in der Medizin. Was Alopecie mit Kolloidchemie zu tun hat, scheint bis dato unbekannt.

Im 19. Jahrhundert waren Kolloide ein Thema für Physiker, die sich für das Diffusionsverhalten von kolloidalen Stoffen durch semipermeable (halb durchlässige) Membranen interessierten, eigentlich immer schon auch ein Thema für Mediziner, wenn sie die Ernährung der Zellen durch das Kolloid Lymphe hätten richtig verstehen wollen, ebenso den Abtransport von Stoffwechselschlacken.

Es war kein Mediziner, sondern ein Chemiker, der zum Thema Kolloide den wichtigsten Beitrag leistete, nämlich Richard Zsigmondy (1865–1929). Zsigmondy erhielt für seine grundlegenden Forschungsergebnisse im Jahr 1925 den Nobelpreis.

Kolloide sind in der Natur weit verbreitet. Nicht nur Emulsionen und Suspensionen gehören dazu (Emulsion = Tröpfchen in einer Flüssigkeit, Suspension = feste Teilchen in einer Flüssigkeit), sondern zum Beispiel auch Schlagsahne (Gas in Flüssigkeit) oder Tinte und Schlamm (feste Teilchen in Flüssigkeit), auch Schaumstoff (Gas in Feststoff) und Butter (Tröpfchen in Feststoff).

Immer geht es um Teilchen, die in einem anderen Medium feinst verteilt sind. Auch Blut und Lymphe sind Kolloide, aber man muss beachten, dass die Lymphe eine Doppelaufgabe hat: Sie ernährt die Zellen und befreit sie von Schlacken. Denn nicht das Blut ernährt die Zellen, sondern die Lymphe.

Wenn es darum geht, die Zell-Ernährung zu verbessern, hilft nicht eine Durchblutungsförderung, sondern nur eine bessere Durchlymphung.

Und genau daran hapert es.

Es hapert daran, weil offenbar die wenigsten wissen, wie sich der Lymphfluss verbessern lässt, aber auch, weil keiner das Problem erkannt zu haben scheint.

Die Lymphe ist eine wasserhelle Flüssigkeit, ähnlich zusammengesetzt wie das Blut (jedoch ohne rote Blutkörperchen), sie entsteht durch Austritt aus den Blutkapillaren ins Gewebe, fließt in die Gewebespalten und wird durch ein besonderes Gefäßsystem nach ihrem Weg durch die regionären Lymphknoten wieder in den Blutkreislauf zurückgeführt. Das Lymphgefäßsystem beginnt in Form dünnwandiger blinder Lymphkapillaren, die sich zu Lymphgefäßen und schließlich zu Lymphstämmen vereinen, deren zwei größte im linken und rechten Venenwinkel am Hals in den Blutkreislauf münden

Aber vor allem ist die Lymphe ein Kolloid.

Fragt sich nur, was die Lymphe prinzipiell mit Alopecie zu tun hat.

Alopecie ist eine Krankheit, die sich unmittelbar an Haut und Haar manifestiert. Aber in Wahrheit ist sie mehr als nur eine Hautkrankheit.

Nur eines ist sie nicht: Alopecie ist keine Infektionskrankheit. Es geht nicht um die Abwehr irgendwelcher Erreger oder körperfremder Substanzen (Antigene), sondern um die Aufhebung eines Mangels.

Da wie erwähnt die Lymphe die Zellen mit Nahrung versorgt und Abfallstoffe und Fremdkörper abtransportiert, ist die Lymphe entscheidend an einem gesunden Haarwuchs beteiligt, aber eben auch an einem krankhaften Haarausfall. Ein gesunder Haarwuchs setzt eine funktionsfähige Lymphe voraus. Fallen die Haare kreisförmig aus, muss von einer mangelhaften Lymphtätigkeit ausgegangen werden, da die Lymphe nun einmal die Zellen ernährt.

So kann man sagen, Alopecie ist eine Mangelkrankheit und damit ein Lymphproblem, aber kein Problem der Lymphozyten, weder der B-Lymphos noch der T-Lymphos, denn es geht nicht um die Abwehr einer Infektion. B-Lymphos wie auch T-Lymphos haben als Untergattung der Leukozyten die Aufgabe, Infektionen abzuwehren.

Das Lymphsystem insgesamt ist ein Drainagesystem für die Zwischenzellflüssigkeit (Interzellularsubstanz), aber ein höchst raffiniertes. Denn die (kolloidale) Zwischenzellflüssigkeit ist eine Zwischenstation sowohl bei der Ernährung der Zellen wie auch bei deren Reinigung von Stoffwechselrückständen. Mit einem Wort: für deren gesunde Entwicklung.

Der kolloidale Charakter der Lymphe wird in der Wissenschaft bisher kaum diskutiert, obgleich ein gestörter Lymphtransport im viszeralen Bereich (= im Eingeweide-Raum) enorme Auswirkungen auf den *gesamten Stoffwechsel* hat. In der viszeralen Lymphe werden Vitamine, Enzyme, Hormone und Eiweiße *transportiert* (Hackenberg). Wird der Lymphfluss aus irgendeinem Grund im Bauchraum gestört, tritt ein Mangel an diesen Substanzen im ganzen Organismus auf. Es kommt beispielsweise zu einem Mangel an Hormonen, wie das bei Jakob jahrelang der Fall war. Die *Distribution* der Hormone war bei Jakob gestört, nicht deren *Produktion* – wie ich heftig mit Dr. Sunten diskutierte. Die Wirkungen bei Jakob waren verheerend. Der Mangel an transportierten Hormonen führte zu seiner kindlichen Vergreisung.

Das meine ich, wenn ich sage, Alopecie ist weit mehr als eine Hautkrankheit. Alopecie ist im günstigsten Fall nur eine Haut- und Haarangelegenheit.

Jakobs kindliche Vergreisung wird verständlich, sobald man daran denkt, dass bei ihm jahrelang nicht nur der periphere Lymphfluss im Bereich der Haut gestört war, sondern eben auch der zentrale Lymphfluss im Bereich der Eingeweide. Damit war der hormongesteuerte Stoffwechsel gestört. Die Folgen waren: Stopp des Längenwachstums, Stopp der Zahnentwicklung, der verweigerte Eintritt in die Pubertät, fehlende Behaarung des ganzen Körpers (Alopecia universalis) und das alles neben der Haarlosigkeit auf dem Kopf und dem Fehlen von Brauen und Wimpern.

Nicht zu vergessen die Cellulitis bei dem zwölfjährigen Jungen.

Für keinen der zehn Ärzte, die meinen Sohn behandelten, war die kolloidale Lymph-Entartung ein Thema. Wie denn auch, solange das Thema in den Lehrbüchern nicht vorkommt. Die behandelnden Ärzte konnten Alopecie als Erscheinungsform einer kolloidalen Lymphentartung nicht erkennen. Und folglich auch nicht behandeln. Denn es ging ja darum, erst einmal zu begreifen, dass das Kolloid Lymphe einen falschen kolloidalen Status annehmen *kann* und dadurch sein Strömungsverhalten ändert, also träger fließt und die Zellen immer schlechter mit Nährstoffen versorgt.

Aber selbst wenn die Ärzte das Problem durchschaut hätten – hätten sie auch ein Mittel dagegen gefunden? Anders gefragt: Gibt es außer Weißkohl überhaupt noch ein anderes vollkommen unschädliches Dispersionsmittel für die Lymphe? Ich denke: nein.

Ein psychogener Schock ist zum Glück eine seltene Ursache für Alopecie.

Als häufige Ursache werden genannt: extremer und anhaltender Stress. Völlig zurecht. Denn Stress hat nicht nur Auswirkungen auf die Nerven, sondern auch auf das Kolloid Lymphe. Denn Stress ist gleichbedeutend mit Energiestau, welcher körperlich abgearbeitet werden müsste.

Ist das nicht der Fall, wirkt der Energiestau als pathogene Energiezufuhr auf das Kolloid Lymphe, wodurch das Kolloid Lymphe den Gesetzen der Kolloidchemie gemäß seinen kolloidalen Status ändert mit der Folge: Mangelernährung der Haarpapillen.

Als weitere Ursachen einer Alopecie gelten: erbliche Faktoren oder zu viel Testosteron (so Pschyrembel 1994), aber auch Vergiftungen, etwa eine Vergiftung mit Schwermetallen (Thallium, Blei bzw. mit verbleitem Benzin).

Alopecie kann auch auftreten als Nebenerscheinung bei Maßnahmen der Immunsuppression, d. h. wenn Immunreaktionen unterdrückt werden sollen. Der kreisrunde Haarausfall ist dann eine unvermeidliche Nebenerscheinung, weil die Immunsuppressiva wichtige Enzyme blockieren und/oder die DNA-Synthese verhindern, so bei Chemotherapien.

Eine andere wichtige Ursache für Alopecie ergibt sich aus der Bemerkung von Dr. Maiwald, wonach die strahlengeschädigten Kinder der 50er und 60er Jahre des letzten Jahrhunderts einen charakteristischen Schaden davongetragen haben müssen, weil diese Jahrgänge ihre Haare *aus banalstem Anlass* verlieren, wie Dr. Maiwald sagte, ohne die Sache präzisieren zu können.

Lange Zeit fragte ich mich, worin der charakteristische Schaden bestanden haben muss, den diese Jahrgänge erlitten haben. Das führte zunächst zu der Frage, weshalb der Mensch überhaupt Haare auf dem Kopf hat.

Der Evolutionsbiologe Josef Reichholf (»Das Rätsel der Menschwerdung«, 1993) hat die Frage einleuchtend beantwortet, indem er auf den Zusammenhang von Sonnenstrahlung und Haarwuchs hinwies.

»Unser Vorfahr Homo sapiens in der afrikanischen Savanne nahe dem afrikanischen Graben«, sagt Reichholf, »musste Haare auf dem Kopf entwickeln, sonst wäre sein Sapiens-Gehirn in der schattenlosen Savanne unter der sengenden Sonne Afrikas zugrundegegangen.« Aber mit welchem Trick gelang der Natur vor mehr als hunderttausend Jahren dieses Kunststück?

Um die empfindliche Eiweißstruktur des Gehirns vor Überhitzung zu schützen, nutzte die intelligente Natur die Gefahr von zu viel Sonne – sogleich zur Gefahrenabwehr: Sie befähigte Homo sapiens, mit Hilfe der UV-Strahlen des Sonnenlichts Vitamin D3 zu produzieren. Dieses Vitamin steuert den Calciumhaushalt (neben Parathormon, aber das ist ein anderes Thema).

Das sonnengesteuerte Vitamin (oder auch *Hormon*) D3 genannt integriert Calcium in den Stoffwechsel, schleust es unter anderem auch in die Interzellularsubstanz von Unterhaut und Lederhaut und sorgt im Wurzelbereich der Haare für den richtigen pH-Wert. Dadurch wechselt die Lymphe als Interzellularsubstanz nicht vom Sol-Zustand in den Gel-Zustand, sondern erhält ihren guten fließfähigen Status aufrecht und die Nährstoffe, die das Blut heranschafft, können von der Blutkapillare hinüberwandern zur Haarpapille. Folge: Die Papille kriegt Stoff, die Haarwurzeln kriegen Stoff, die Haare wachsen und beschatten den Kopf von Homo sapiens und schützen sein Gehirn vor Überhitzung unter der glühenden Sonne Afrikas.

Physiologisch gesehen ist der heutige Mensch immer noch Afrikaner. Das beweist unser unaufhörlicher Sonnenhunger und das große Sonnenbedürfnis der Neugeborenen, sowie das Zusammenwirken von UV-Strahlen und Haarwuchs.

Aber wie genau wird das Vitamin D3 produziert?

Entsteht es einfach nur durch Sonnenstrahlen? Oder durch UV-Strahlen?

Nein. So einfach ist die Sache nicht.

Vitamin D3 entsteht in der Tat unter der Einwirkung von UV-Strahlen in der Haut, und zwar aus dem in der Unterhaut eingelagerten Cholesterin (genauer: aus 7-Dehydrocholesterol entsteht unter UV-Strahlung *Cholecalciferol*).

Das ist der erste Schritt, aber eben nur der erste.

Denn Cholecalciferol ist damit noch nicht aktiv. Es ist als Vitamin D3 nur vorhanden, weiter nichts, und wandert erstmal in die Leber.

In der Leber wird es hydroxiliert (= eine OH-Gruppe wird angehängt). Aus Cholecalciferol wird 25-Hydroxy-Cholecalciferol (Hackenberg, Pathophysiologie/Pathobiochemie). Durch eine weitere Hydroxilierung in den Nieren entsteht das 1,25-Dihydroxy-Cholecalciferol. Achtung: Nur diese beiden Formen (die Hydroxy-Formen) sind biologisch aktiv.

Das heißt, ohne eine gesunde Funktion von Leber und Nieren können die beiden Hydroxyformen nicht entstehen und damit wird das wichtige Vitamin D3 nicht aktiv, egal wie lange jemand in der Sonne bleibt und sich der UV-Strahlung aussetzt.

Das erklärt, weshalb bei Senioren die UV-Strahlen zwar immer noch zur Bräunung der Haut und zur Produktion von Cholecalciferol ausreichen, dass aber die Aktivierung (= Hydroxylierung) des Vitamins schwächer und schwächer wird, je mehr Leber und Nieren geschädigt sind. Und im Alter sind Nieren und Leber nun einmal nicht mehr taufrisch.

Altern heißt, dass die Organe ihre Aufgaben immer schlechter erfüllen, insbesondere Leber und Nieren. Die Leber muss als Zentrallabor und wichtigstes Stoffwechselorgan ohnehin dauernd Schwerarbeit leisten, besonders bei alkoholfreudigen Zeitgenossen.

Deshalb leiden alte Menschen nicht nur unter brüchigen Knochen und dem Gelbwerden der Zähne, sondern auch unter schütterem Haar, einfach weil Vitamin D3 nicht mehr ausreichend aktiviert wird und dadurch die Integration von Calcium in den Stoffwechsel schwächer ausfällt. Die Knochen werden brüchig und die Zähne verlieren ihr calciumbedingtes Weiß und werden gelb. Nur die Frage, weshalb die Haare dabei schütter werden oder ganz ausfallen, ist damit noch nicht beantwortet. Denn was hat Haarwuchs mit der Leber bzw. mit Vitamin D3 zu tun? Jetzt kommt die Lymphe ins Spiel.

Im vorgerückten Alter kommt das ausgleichende Mineral Calcium nicht mehr ausreichend in das übersäuerte Gewebe, wodurch sich der kolloidale Status der Lymphe auf der Transitstrecke zwischen Blutkapillare und Haarpapille ungut verändert. Die Nährstoffe diffundieren nicht mehr ausreichend dorthin, wohin sie sollen, die Haarpapillen werden weniger gut versorgt und die Haare fallen aus.

Jetzt noch einmal die Frage: Warum verlieren gerade die in den Fünfziger/Sechziger Jahren des letzten Jahrhunderts Geborenen aus banalstem Anlass die Haare, wie der skeptische Dermatologe Dr. Maiwald sagte und ergänzte: Ende der 50er bis Mitte der 60er Jahre fand eine Menge oberirdischer Atomtests statt, deren gewaltige Strahlung um die Welt ging – ein x-faches Hiroshima wurde von den Atommächten damals veranstaltet ohne Rücksicht auf die Menschheit.

Die in dieser Zeit Geborenen verlieren später aus *banalstem* Anlass ihre Haare, auch ohne psychogenen Schock. Die Kinder jener Jahrgänge kriegten die atomare Strahlung schon im Mutterleib mit, um die Folgen kümmerte sich keiner.

Dass Alopecie etwas mit Lymphe zu tun hat und dass Lymphe kolloidal entarten kann und dass diese Entartung verheerende Wirkungen haben muss, auch was den Haarwuchs betrifft, war auch für Dr. Maiwald ein unbekannter Gedanke. Die allgemeine Ratlosigkeit beim Thema Alopecie darf nicht verwundern.

Es ist ohnehin ein weiter Weg von der Einsicht in die Wirkungen einer kolloidal entarteten Lymphe bis zu ihrer Rückführung in einen gesunden Status (also vom Gel zurück zum Sol, vom grobdispersion Kolloid zur echten Lösung). Denn das setzt ein geeignetes Dispersionsmittel voraus.

Mein Apotheker war der Einzige, der das Thema einigermaßen beherrschte, weil er als Student mit Nährlösungen experimentiert und festgestellt hatte, dass seine Zellkulturen solange auf die Nährlösung nicht reagierten, bis er »ein Kolloid dranhängte«, wie Dr. Spindler sagte. Denn »ohne ein Kolloid macht die Zelle nicht auf«, sagte er zur Begründung.

Dass der gemeine Weißkohl sich eines Tages bei Jakob als perfektes Dispersionsmittel erweisen sollte, war ein Glücksfall. Der Glücksfall setzte aber die Bereitschaft voraus, naturmedizinische Schriften ernst zu nehmen und die darin mitgeteilten Erfahrungen nicht einfach als Aberglaube oder als Flunkerei abzutun.

Eine zielgerichtete Therapie des kreisrunden Haarausfalls muss darin bestehen, das Kolloid Lymphe wieder in seinen richtigen Status zurückzuführen. Das aber geht nach meiner Erfahrung nur mit Hilfe von Weißkohl.

Das alles wäre für mich ein Rätsel geblieben, wenn der kreisrunde Haarausfall meines Sohnes mich nicht gezwungen hätte, über die Verquickung von psychogenem Schock und körperlicher Reaktion nachzudenken. Die wichtigste Frage hieß über lange Zeit: Was ist ein *psychogener* Schock *physiologisch?*

Die Frage blieb unbeantwortet. Keiner konnte mir sagen, wie sich ein psychogener Schock auf den Körper auswirkt.

Und doch lag in der Antwort auf diese Frage schon der Schlüssel zur Lösung des Rätsels Alopecie. Und zwar grundsätzlich.

Denn die Frage hieß eigentlich: Warum fallen nach einem seelischen Schock überhaupt Haare aus? Was ist bei und nach einem *seelischen* Schock im *Körper* los? Was geschieht im Haarwurzelapparat? Was geschieht im Säftesystem des Körpers? Oder was muss im Säftesystem geschehen sein, damit die Haarwurzeln ohne Nährstoffe bleiben und die Haare ausfallen müssen? Konkret: Was geschieht in der Lymphe?

Darum ging es.

Aber um diese Fragen hat sich keiner der zehn Mediziner, die meinen Alopecie-kranken Sohn zu therapieren versuchten, gekümmert. Die Frage war ihnen nicht klar.

Es war ihnen in keiner Weise klar, dass die Beschaffenheit der Lymphe (oder des Säftesystems des Körpers) das Grundproblem darstellt. Unbekannt war ihnen auch, dass die Therapie eines entgleisten Säftesystems vermutlich nur mit Weißkohl gelingt. Wenigstens ist mir kein anderes Dispersionsmittel für die Lymphe bekannt.

Zum Glück hatte ich den Aufsatz, der sich mit dem Prinzip Stress beschäftigte und mit den stressbedingt ausgelösten Veränderungen im Säftesystem des Körpers, nicht vergessen, wenn auch leider verloren (weil voreilig zum Müll gegeben). Ich erinnerte mich aber noch deutlich an die »gerinnenden Körpersäfte« und an deren »geändertes Strömungsverhalten«, auch wenn ich mir darunter zunächst nichts Konkretes vorstellen konnte.

Die erste Frage hieß: Was war Stress für unseren Urahn Homo sapiens?

Homo sapiens musste kämpfen oder fliehen, wenn es nicht anders ging. Kämpfen und fliehen verlangt motorische Energie. Der kämpfende oder fliehende Homo sapiens litt nie unter Stress, weil er kämpfend oder fliehend seine motorische *Energie verbrauchte.* Anders der moderne Mensch.

Der heutige Mensch hat, wenn er sich in einer bedrohlichen oder ausweglosen Lage befindet, selten die Gelegenheit, körperlich zu kämpfen oder real zu fliehen. Zumeist sind weder physischer Kampf noch reale Flucht möglich. Und so erst entsteht Stress im eigentlichen Sinn.

Denn: In einer Kampf- oder Flucht-Situation werden gefäßaktive Stoffe produziert, welche die motorische Energie bereitstellen. Diese motorische Energie wird benötigt für den als körperliche Auseinandersetzung verstandenen Kampf oder für die sofortige Flucht. Die bereitgestellte motorische Energie wird in beiden Fällen *verbraucht.* Was aber, wenn weder Kampf noch Flucht möglich sind?

Dann wird die bereitgestellte motorische Energie nicht abgerufen und nicht verbraucht, sondern *gestaut.* Sie ist zwar da, bleibt aber erhalten und macht *dadurch den Stress erst zum Stress.*

Stress im eigentlichen Sinn entsteht also, wenn eine bereitgestellte motorische Energie nirgends hinaus kann. Eine motorische Energie will aber immer irgendwo hinaus, sie muss hinaus, sie muss verbraucht werden, sie muss abgebaut werden. Kann sie das nicht, wird sie als gestaute Energie zum Problem, zum Stau-Problem. Und das bedeutet: körperlicher Alarm ohne Entwarnung.

Das bedeutet physiologisch: Der Energiestau bewirkt eine Strömungsänderung der Lebenssäfte. Im Blut kommt es zur Verklumpung der Blutplättchen und dadurch zu Gerinnungs-Prozessen. Das war immer so. Auch zu Neandertalers Zeiten. Nur war der Neandertaler selten in dieser Situation, der muskelstarke Kerl hat im Zweifel gekämpft oder er ist geflohen.

Der Neandertaler hatte – anders als der moderne Mensch – in einer bedrohlichen Situation immer die Chance zur Flucht oder zum Kampf. Er saß ja nicht im Büro vorm Computer oder im Bundestag, er wurde auch nicht vor den Personalchef zitiert oder vor eine Bankenaufsichtsbehörde, nein, der Neandertaler konnte immer kämpfen oder fliehen, er litt nicht unter Energiestau, während der Mensch von heute sich oft in einer Weder-noch-Situation befindet: ohne Anlass für einen körperlichen Kampf, ohne Anlass zur Flucht und dennoch in einer ausweglosen Situation. Das heißt: ohne Chance zur körperlichen Entladung. Der moderne Homo sapiens bleibt gefangen in Vorschriften, Konventionen, Verhaltensregeln und Bedingungen, denen er machtlos gegenübersteht.

Das gilt für jedermann und jedefrau. Kaum ein Mensch entgeht heutzutage einem solchen Problem, denn der Mensch von heute befindet sich fast nie in einer Situation, wo Kämpfen oder Fliehen angesagt sind. Zumeist sitzt Homo sapiens mit zusammengebissenen Zähnen da, um in einer unguten Lage auszuhalten, beruflich, gesellschaftlich, privat, politisch ... obgleich er/sie am liebsten dreinschlagen oder abhauen möchte. Oder beides. Geht aber nicht.

So bleibt der moderne Mensch zunehmend dem Stress ausgeliefert und unterliegt einem zunehmenden Versauerungsprozess und verliert dabei erstmal Haare.

Denn ein nicht aufgelöster Energiestau hat Folgen: eine Strömungsänderung der Körpersäfte, Gerinnungsprozesse, Versauerungsprozesse, Verdickung der Lymphe, Verdickung der Zwischenzellsubstanz, Verstopfung der Versorgungswege für die Papille unter den Haarwurzeln. Haarausfall.

So kommt es, dass stressgeplagte Herren häufig unter Haarausfall leiden. Wie denn nicht, wenn der Körpersaft Lymphe sein Strömungsverhalten ändert, weil er kolloidal entgleist? Konkret: Wenn die nährende Lymphe träger und träger fließt und der kolloidale Transport der Nährstoffe allmählich versiegt? Haarausfall wird unvermeidlich, egal ob Minister, Manager oder Abgeordneter.

Frauen sind erstmal weniger schnell davon betroffen trotz Stress.

Grund dafür ist: Weibliches Blut hat einen anderen pH-Wert als männliches Blut. Und zwar einen höheren, also leicht Richtung alkalisch verschobenen (Silbernagl/Despopoulos). Dadurch haben Frauen einen größeren Spielraum in Richtung Säure.

Dass starke negative Emotionen sich gerade an den Haaren auswirken, erklärt sich damit, dass Ekel und Schrecken in die Haare fahren und diese sich aufrichten, nicht nur bei Kälte. Aber genau wie bei Kälte. Diese Feststellung war der erste Schritt auf dem langen Weg zur Beantwortung der Frage, weshalb ein Psychoschock zum kreisrunden Haarausfall führt.

Zweiter Denkschritt war: Nicht das Blut ernährt die Zellen, sondern die Lymphe. Denn das Blut bleibt in den Kapillaren gefangen, die vom Blut herangekarrten Nährstoffe müssen aber hinaus auf den Weg von der Kapillarwand hinüber zur Zelle.

Dritter Denkschritt: Diese Transitstrecke zwischen Blutkapillare und Zelle ist das eigentliche Problem, denn diese Strecke ist nicht mit Luft gefüllt, auch nicht mit Wasser, sondern mit Lymphe.

Vierter Denkschritt: Was geschieht, wenn diese lymphgefüllte Transitstrecke versperrt ist? Kann sie überhaupt versperrt sein? Kann Lymphe gerinnen?

Offenbar schon, wie in dem erwähnten Aufsatz behauptet wurde.

Letzte Frage: Wie ist die chemische Natur der Lymphe?

Die Antwort gab nicht der Wind, sondern mein hilfsbereiter Apotheker Dr. Spindler.

Er sagte schlicht und einfach: Die Lymphe ist chemisch gesehen ein Kolloid. Eine kurze klare Antwort, die alles entschieden hat.

Aus der klaren Antwort des Pharmazeuten ergab sich wie von selbst die lange Kette von Einsichten und damit die Analyse des kreisrunden Haarausfalls.

Kolloide sind Stoffe, in denen wie schon erwähnt andere Stoffe feinst verteilt sind (fest, flüssig, gasförmig). Wichtig ist der Umstand, dass Kolloide in drei unterschiedlichen Zustandsformen vorkommen können, je nach Zerteilungsgrad der gelösten Stoffe (grobdispers, molekulardispers und als echte Lösung). Die Übergänge sind fließend.

Was bedeutet es für die Lymphe, wenn sie als Kolloid vom *Lösungszustand* (Sol-Zustand) in den *Flockungszustand* (Gel-Zustand) übergeht *je nach Energiezufuhr?* Es bedeutet, dass die Fließfähigkeit der Lymphe sich ändert. Und zwar je nach Energiezufuhr. Unter *Energiezufuhr* ist zu verstehen: thermische, elektrische, *elektro-chemische* und elektro-thermische Energie.

Wird ein psychogener Schock als Elektro-Impuls betrachtet, der vom Gehirn ausgeht und sich über das periphere Nervensystem ausbreitet und dank seiner elektro-thermischen Energie das Kolloid Lymphe im Bereich der peripheren Nervenbahnen vom fließfähigen Sol-Zustand in den zähen Gel-Zustand versetzt, dann wird der Haarausfall nach einem Schockerlebnis unvermeidlich, weil die kolloidal entartete Lymphe als Nährstrom allmählich versiegt.

Bei Jakob war die Alopecie eine psycho-schock-induzierte Mangel-Krankheit. Damit war das Grundproblem der Alopecie erkannt: die lymphbedingte Mangelkrankheit.

Natürlich gibt es Alopecien auch ohne vorausgehenden Psycho-Schock.

Anna-Lena kennt eine Alopecie-Selbsthilfegruppe, gebildet von Frauen der Jahrgänge 50–70 des letzten Jahrhunderts. Sie alle haben zwischen dem zehnten und zwanzigsten Lebensjahr ihre Haare verloren aus banalem Anlass.

Als Ursache nennen sie Stress: Schulstress im Gymnasium oder Stress im Studium und während der Referendariatszeit, Stress in der Familie, auch große Trauer durch den Tod eines geliebten Menschen (Mutter, Großmutter, Kind) oder die ungewollte Trennung von einem geliebten Partner …

Wie gesagt: Es handelt sich in dieser Gruppe um jene Jahrgänge, die vorgeburtlich den Atomtest-Strahlen ausgesetzt waren und einen Schaden davontrugen, vermutlich genau an jener Stelle von Leber oder/und Nieren, die das Vitamin D3 aktiviert.

Die Therapien, die versucht wurden, bewegten sich zwischen Cortison und Homöopathie oder es wurde eine Allergie vermutet gegen bestimmte Nahrungsmittel oder das Amalgam in den Zähnen galt als Ursache. Doch die Haare wuchsen nicht wieder, auch wenn das Amalgam entfernt und eine Ausleitungstherapie angeschlossen wurde oder wenn bestimmte Nahrungsmittel gemieden wurden. Die Lymphe wurde nie in Betracht gezogen – ausgenommen ein Arzt, der vermutete, T-Lymphozyten seien ursächlich beteiligt.

Das ist zwar falsch, aber immerhin kommt damit wenigstens das Wort Lymphe in die Diskussion.

Letztlich mag es unerheblich sein, was alles zu einer Alopecie führen kann, denn das Problem bleibt sich gleich: Es geht um die Wiederherstellung eines adäquaten kolloidalen Status der Lymphe. Denn solange die Lymphe nicht kolloidal entgleist (nicht »entartet«), fallen auch keine Haare aus.

Solange die Lymphe den Nährstrom von der Blutkapillare zur Papille aufrechterhält, wird das Haar versorgt und wächst und gedeiht.

Entgleist die Lymphe aber, d. h. wird die Transitstrecke zwischen Blutkapillare und Papille unter der Haarzwiebel für die Nährstoffe (wie für die Schlacken) nur noch bedingt durchlässig, dann tritt das Gegenteil ein: Die Haare werden weniger oder nicht mehr ernährt und fallen aus.

Ohne Nährstoffe kein Haarwachstum. Die Haare verhungern.

Man kann den kreisrunden Haarausfall definieren als Verhungerungsprozess der Haarwurzel. Aber nicht, weil die Haarwurzel irgendwie nicht mehr aktiv wäre oder sein wollte, sondern weil sie gar nicht mehr aktiv sein *kann* dank ihrer Unterernährung.

Mithin kommt es darauf an, für ihre Ernährung zu sorgen, indem die Transitstrecke zwischen Blutkapillare und Zelle flüssig gehalten oder eine bestehende Verstopfung aufgelöst wird. Aber genau das ist das Problem.

Denn es bedeutet nicht mehr und nicht weniger als die entartete Lymphe wieder zu ent-entarten oder rück-zu-entarten, ihre Entgleisung rückgängig zu machen. Also ungefähr aus Sauermilch wieder Milch zu machen oder wie immer man das umschreiben will.

Dazu bedarf es eines geeigneten Dispersionsmittels, wie mein Apotheker mir erklärte. Und darin herrscht kein Überfluss.

Ob man es ein Wunder der Natur oder die Güte Gottes nennen will – das beste und vollkommen unschädliche Dispersionsmittel ist der Saft des schlichten Gewächses Weißkohl.

Mehr noch: Weißkohl ist nicht nur ein Lymph-Dispersionsmittel erster Klasse und ein kräftiger Beschleuniger des Lymphflusses, sondern dazuhin ein perfekter Ernährer der Haare. Denn Weißkohl besitzt den höchsten Reichtum an jenen Mineralien, welche der menschliche Organismus braucht. Und Weißkohl enthält diese Mineralien in genau jener Relation, wie der Organismus sie braucht. Und das in der richtigen kolloidalen Bindung. Was will man mehr.

Fassen wir zusammen: Wenn die Papille unter der Haarzwiebel nicht mit Nährstoffen versorgt wird, kann ein Haarwachstum nicht stattfinden. Das Haar fällt früher oder später aus. In aller Regel nach vier Wochen.

Stoppt der Nährstoff-Nachschub, darf man davon ausgehen, dass die Transitstrecke zwischen nährstoffreicher Kapillare und Papille durch die kolloidal entartete Lymphe versperrt ist.

In Jakobs Fall kam es nicht darauf an, die Haarzwiebel oder die Haarwurzeln irgendwie zu aktivieren, wie die zehn Ärzte meinten, wobei sie das mit unterschiedlichen Methoden zu erreichen versuchten, sondern schlicht darauf, die Versorgungswege der Haarwurzeln wieder freizumachen. Aber nicht durch Durchblutungsförderung, sondern im Gegenteil mittels Durchlymphungsförderung. Erst dadurch konnten die Haarzwiebeln wieder ernährt werden.

Nur wie das geht, war so unbekannt wie das zugrunde liegende Problem.

Bisweilen kommt es zu einem heftigen Haarausfall bei Frauen nach einer Entbindung. Das hängt mit dem abrupten Abfall des Östrogenspiegels nach einer Geburt zusammen. Östrogene machen die Haut weich und fördern lokal die Wasser- und Salz-Retention (Silbernagl/Despopoulos). Kommt es zu einem stark erniedrigten Östrogen-Spiegel, tritt das Gegenteil ein: Die Haut wird weniger durchlässig, die Lymphe weniger fließfähig. Was das für die Haarwurzel bedeutet, bedarf keiner weiteren Erklärung mehr.

Die entscheidende Frage in Sachen Alopecie bleibt: Weshalb entartet die Lymphe? Oder: Was muss geschehen sein, damit sie entarten konnte?

Die Antwort des Apothekers hieß: Die Lymphe ist ein Kolloid – und Kolloide können entarten, je nach Energiezufuhr.

Unter Energiezufuhr sind die vier verschiedenen Arten von Energie zu verstehen: elektrische, thermische, elektro-thermische und elektro-chemische Energie.

Ein Psychoschock wäre demnach unter elektro-thermischer Energie einzuordnen. Die letzte Antwort darf den Biochemikern überlassen werden.

Meine erste Hypothese hieß: Ein psychogener Schock ist ein **Elektro-Impuls,** der vom Kleinhirn (oder Zwischenhirn) ausgeht, sich über das periphere Nervensystem ausbreitet und auf dieser Strecke dank seiner elektro-thermischen Ladung das Kolloid Lymphe zur Entartung bringt.

Das erklärt, weshalb auch die Körperhaare betroffen sind und nicht nur die Kopfhaare, ebenso die Fingernägel und dank der langsam sich entwickelnden viszeralen Kolloidentgleisung auch die Hormonverteilung im Körper.

Samt allen entsetzlichen Folgen.

Noch einmal: Es handelt sich bei einer Alopecie *nicht* um eine Frage der Durchblutung, *nicht* um eine Infektion (etwa durch T-Lymphozyten), *nicht* um eine Allergie, nicht um eine Auto-Aggression oder Auto-Immunkrankheit – nein, es handelt sich schlicht und einfach um die erschwerte Osmose zwischen Blutkapillare und Haarpapille.

Osmose heißt: Diffusion eines Stoffes durch eine Membran hindurch. Im Fall der Alopecie handelt es sich gleich mehrfach um Membranen: Um die Membran der Blutkapillare auf der einen Seite, um die Membran der Papille auf der anderen Seite und anschließend um die Membran der Haarzwiebel als dritte.

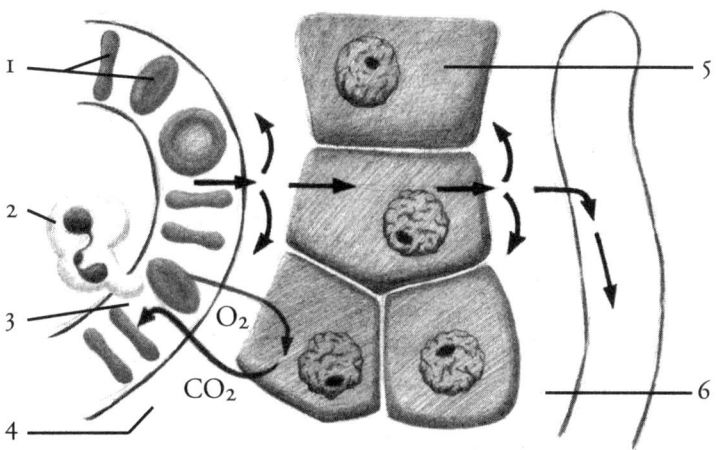

Vereinfachte Darstellung des Gas- und Flüssigkeitsaustausches zwischen Kapillaren und Gewebezellen. Bildung der Lymphe und ihres Abflusses in die Lymphkapillaren. 1 Rote Blutkörperchen. 2 Aus der Kapillare auswanderndes weißes Blutkörperchen. 3 Kapillare. 4 und 6 Zwischenzelliger Raum. 5 Gewebezellen.

Nicht nur das Blut ist ein besonderer Saft, wie Goethe sagt, sondern auch die Lymphe. Sie hat eine Doppelfunktion von Ernähren und Reinigen. Kein Wunder, dass eine Katastrophe entsteht, wenn dieser Saft entgleist.

Sobald man sich klarmacht, dass die Lymphe ein Kolloid ist und dass Kolloide entgleisen können, verliert der rätselhafte kreisrunde Haarausfall seine Rätselhaftigkeit. Dass Hippokrates seinerzeit das

Rätsel nicht lösen konnte, ist verständlich, Kolloidchemie war vierhundert Jahre vor unserer Zeit noch nicht angedacht.

Aber was bitte ist unter »*banalen Anlässen*« zu verstehen?

Es müssen Anlässe sein, die das Kolloid Lymphe leicht entgleisen lassen, indem sie den angestammten kolloidalen Status verschieben in Richtung grob-dispers. Wie leicht das vonstatten gehen kann, zeigt die Milch.

Das Kolloid Milch gerinnt nicht nur bei Gewitterschwüle, d. h. nicht nur bei elektrischer Aufladung der umgebenden Luft (= elektrische oder elektro-thermische Energiezufuhr), sondern auch nach einem Säure-Eintrag (Zitrone oder Essig) oder durch das Labferment (Chymosin). Man kann die beiden letzten Möglichkeiten unter chemischer Energiezufuhr einordnen.

Jeder Landwirt und jeder Förster weiß heutzutage, dass ein übersäuerter Boden Kalk braucht. Übertragen auf die Lymphe als Zwischenzellflüssigkeit heißt das, sie braucht Calcium.

Allerdings genügt es nicht, einfach Calciumtabletten einzunehmen oder auf calciumreiche Nahrung umzusteigen, denn ohne Vitamin D3 liegt Calcium im Darm herum und erschwert nur die Verdauung. Calcium muss in den Stoffwechsel erstmal richtig integriert werden, was Vitamin D3 besorgt.

Vitamin D3 gehört zu den wenigen Vitaminen, die der menschliche Organismus selber herstellt. In manchen Lehrbüchern wird Vitamin D3 als Hormon bezeichnet. Zur Erinnerung: Hormone sind körpereigene Wirkstoffe (Botenstoffe), die in spezifischer Weise Stoffwechselvorgänge steuern.

Vitamin D3 (Cholecalciferol) ist fettlöslich, fördert die Resorption von Calcium aus dem Darm, regelt den Phosphorspiegel des Blutes und ist damit für die normale Mineralisation der Knochen und der Zähne verantwortlich, sagen die Lehrbücher.

Fehlt nur der Hinweis, dass Vitamin D3 auch in der Zwischenzellflüssigkeit für den nötigen Calciumeintrag sorgen kann und damit für ein Gegengewicht gegen Übersäuerung.

Jede junge Mutter weiß heute, dass ein Mangel an Vitamin D3 bei einem Säugling zu deutlichen Symptomen führt: Wachstumsstörungen, Offenbleiben der Fontanellen, Schwitzen am Kopf, Rachitis (mangelhafte Verkalkung des wachsenden Knochens), auch ein Caput quadratum kann sich bilden (= viereckige Schädelform) und der sogenannte Rosenkranz an den Rippen, manchmal auch eine Erschlaffung der Bauchdecke.

In den 80er Jahren wandte sich eine Studentin (Jahrgang 1960) an mich, weil sie völlig kahl war, aber auch deutliche rachitische Zeichen aufwies: Sie hatte ein deutliches Caput quadratum, den sogenannten rachitischen Rosenkranz und hoch empfindliche Zähne – trotz guter Pflege. Das Mädchen hatte eine sonnige Kindheit, wuchs in einem großen Garten auf mit reichlich gesunder Ernährung – und dennoch entwickelte sie rachitische Symptome und beim ersten großen Kummer eine Alopecia totalis.

Das Mädchen (Jahrgang 1960) gehörte zu den von Dr. Maiwald erwähnten Jahrgängen. Sie muss den schon erwähnten vorgeburtlichen Strahlenschaden erlitten haben an der Leber oder/und an den Nieren, eben dort, wo Vitamin D3 aktiviert = hydroxiliert wird.

Dank dem Mangel an aktivem Vitamin D3 verfügte das Mädchen auch als Erwachsene über das Element Calcium nicht in ausreichendem Maße. Das Kolloid Lymphe hatte zu wenig Schutz vor Übersäuerung mit der Folge Alopecie.

Denn die Schädigung, die den Ungeborenen durch die atomare Strahlung im Mutterleib zugefügt wurde, besteht ja weiter.

Wenn die Lymphe bei Übersäuerung ihren kolloidalen Status ändert und wenn die Transitstrecke zwischen Blutkapillare und Haarpapille dadurch schwer passierbar wird, entsteht früher oder später eine Alopecie.

Die o. a. Jahrgänge haben im Mutterleib den entsprechenden Schaden davongetragen, sodass die Hydroxilierung von Vitamin D3 immer weniger perfekt stattfindet.

Das macht verständlich, dass dann banale Anlässe wie Stress im Studium o. Ä. genügen, um das Kolloid Lymphe entgleisen zu lassen.

Scheicharzt Dr. Sunten sprach bei Jakob von der *Vergreisung* des *Zwölfjährigen*. In der Tat glich Jakobs Alopecie einer zunehmenden

Vergreisung, war also mehr als nur ein Haar-Haut-Problem: fehlende Haare, schlechte Zähne, schlaffe Muskeln, brüchige Knochen, runzlige Haut (plus Cellulitis) und zunehmend etliche Allergien, entsprechend den gewöhnlichen Gebrechen des Alters.

Da die Lymphe die Zellen ernährt, musste die kindliche Vergreisung von Jakob mit der Qualität seiner Lymphe zusammenhängen. Andererseits haben Haarausfall und vergilbende Zähne auf den ersten Blick wenig miteinander zu tun. Aber wenn im Lauf der Zeit bei älteren Menschen alle Organe immer weniger gut arbeiten, dann auch das Zentrallabor Leber plus den Nieren.

So gelingt die Aktivierung von Vitamin D3 immer weniger.

Gelingt die Aktivierung von D3 weniger gut, leidet der ganze Calciumhaushalt. Folglich nimmt Calcium auch als ausgleichendes Mineral in der Gewebeflüssigkeit (Interzellularsubstanz) ab, damit auch in der Lymphe.

Das gilt auch für den Lymphstrom in den Eingeweiden.

Da dieser (viszerale) Lymphstrom für die Versorgung mit Vitaminen und Hormonen zuständig ist, wird der körperliche Zustand der Senioren insgesamt schlechter. Genau wie das bei Jakob der Fall war.

Jakob glich immer mehr einem Greis.

Lymphe ist ein schwieriges Thema, hatte schon Dr. Maiwald gesagt.

Daher nur so viel: Pro Tag werden ungefähr zwei bis drei Liter Lymphe gebildet. Ständig wandern Lymphozyten (weiße Blutzellen) in die Lymphflüssigkeit ein, die in den sogenannten lymphatischen Organen gebildet werden, vor allem in den Lymphknoten (Nodi lymphatici), aber auch in der Milz, in der Thymusdrüse, in den Mandeln, im Blinddarm und in den vielen kleinen Lymphfollikeln, die im Darm und in den Atemwegen verstreut liegen.

Es war die Lymphe, die bei Jakob versagte, indem sie kolloidal entartete und die Gewebespalten verstopfte, statt sie von Müll zu befreien und die Zellen mit Nahrung zu versorgen.

Dass der Ausfall der Haare kreisrund geschah, hängt mit dem Aktionsradius der Lymphe zusammen, hatte mir Dr. Maiwald erklärt.

Doch die wichtigste Frage war und blieb: Wodurch wurde die Kolloid-Entartung ausgelöst? In Jakobs Fall war es der Elektro-Impuls des psychogenen Schocks, welcher im Kolloid Lymphe eine Reaktion auslöste und ihren kolloidalen Status ungut veränderte.

Im Grunde war die Sache einfach. Es kam nur darauf an, den unguten kolloidalen Status der Lymphe wieder rückgängig zu machen durch ein geeignetes Dispersionsmittel.

Unsere Vorfahren haben vor Jahrhunderten das ideale Dispersionsmittel Weißkohl entdeckt, ohne etwas von Dispersion und Kolloidchemie zu wissen und ohne das Wort Lymphe zu kennen. Sie hielten Weißkohl für ein Allheilmittel, wofür sie belächelt wurden.

Aber dahinter stand (und steht) die in Jahrhunderten tradierte Beobachtung, dass sich mit Weißkohl gerade die Krankheiten kurieren lassen, mit denen die einfache Landbevölkerung zuhauf geschlagen ist: Furunkel, Geschwüre, Entzündungen, Wundrose, Altersbrand…

Was aber ist, wenn Gifte im Spiel sind, z. B. verbleites Benzin, das im letzten Jahrhundert allzu lange im Handel war. Weshalb kommt es nach einem Schluck verbleiten Benzins nicht nur zum kreisrunden Haarausfall am Kopf, sondern am ganzen Körper?

Ein Schwall verschlucktes verbleites Benzin – wie das zum Beispiel beim sogenannten Umschlauchen leicht geschehen kann – wirkt wie ein Doppel-Angriff auf das Haar, wie ein Angriff von zwei Seiten: Das Schwermetall **Blei** wandert ins rote Knochenmark und behindert dort ein Enzym bei der Häm-Synthese (Silbernagl/Despopoulos). Das *Benzin* wandert in die Leber und behindert die Speicherung und Aktivierung von Vitamin D3.

Aber was hat das mit Haarwuchs zu tun?

Wieso fallen die Haare am ganzen Körper aus, wenn die Häm-Synthese im Knochenmark behindert wird und Leber und/oder Nieren nicht genügend Vitamin D3 speichern oder zu wenig aktivieren?

Häm heißt die eisenhaltige Gruppe im *Hämo-globin,* dem roten Farbstoff in den roten Blutkörperchen *(Erythrozyten),* die den Sauerstoff transportieren und als *Puffersubstanz* gegen Säuren und Laugen wirken.

Die Häm-Gruppe wird im roten Knochenmark hergestellt (synthetisiert); bei Anwesenheit von Blei wird diese Synthese *behindert*. Das bedeutet: Die Häm-Gruppe wird nicht vollgültig ausgebildet. Und das hat Folgen.

Eine nicht perfekt ausgebildete Häm-Gruppe führt logischerweise zu nicht-perfektem Hämoglobin. Nicht-perfektes Hämoglobin führt zu nicht-perfekten Erythrozyten. Nicht-perfekte Erythrozyten werden von der Milz vorzeitig aus dem Blutstrom aussortiert und zerlegt.

Die Milz zerlegt die anfallenden nicht-perfekten Erythrozyten in ihre Bestandteile: Das Eisen des *Hämoglobins* wandert in die Leber, wird dort gespeichert und bei Bedarf wieder verwendet. Das Eiweiß des Hämo-*globins* wird gespalten und über die Nieren ausgeschieden. Was geschieht mit dem Kalium?

Erythrozyten sind die *kaliumreichste* Zellart des menschlichen Organismus. Dank der aussortierten Erythrozyten gelangt vermehrt aussortiertes Kalium ins Blut. Diese Kaliummenge im Blut könnte den Blut-pH-Wert (normal pH 7,39 - pH 7,41) dramatisch verschieben in Richtung Alkalizität, Kalium ist schließlich hochgradig al-kalisch. Eine Verschiebung des Blut-pH jedoch um auch nur wenige Einheiten ist tödlich. Ein Blut-pH 7,46 oder 7,47 ist mit dem Leben nicht mehr vereinbar, sagen die internistischen Lehrbücher.

Zum Glück ist der menschliche Organismus auf Lebenserhaltung programmiert. Er hilft sich in diesem Fall selber und schleust kompensatorisch Wasserstoff ins alkalisierte Blut und verhindert so, dass der Blut-pH ins tödlich Alkalische abdriftet. Dabei entsteht allerdings eine Verschiebung des Blut-pH in Richtung sauren Bereich, was ebenfalls nicht gut ist.

Zur Erinnerung: pH heißt potentia Hydrogenii, also ungefähr Mächtigkeit des Wasserstoffs. Wasserstoff macht sauer, viel saurer als der sogenannte Sauerstoff. pH ist der negative dekadische Logarithmus der Wasserstoff-Ionen-Konzentration, d. h. die kleinere Zahl gibt den größeren Wert an. pH 5,0 ist saurer als pH 5,5 oder pH 6,0, während pH 7,0 neutral ist wie Wasser, Natronlauge dagegen hat den Wert pH 14, Salzsäure pH 1. Sauermilch pH 4,4 (Lexikon Herder 1967). Der gewöhnliche Blut-pH-Wert bewegt sich zwischen 7,39 und 7,42. Ein Wert darüber oder darunter ist mit dem Leben nicht vereinbar. Frauen haben einen Blut-pH von 7,40–7,41. Männer gewöhnlich pH 7,39. Männer sind geringfügig saurer.

Der Organismus hilft sich selber und entfernt den überzähligen Wasserstoff, indem er ihn abschiebt und zwar dorthin, wo er ohnehin gebraucht wird, denn die Natur ist gütig und handelt logisch. Der überzählige Wasserstoff wandert in die oberste der drei Hautschichten, in die Epidermis, denn dort wird er gebraucht, es herrscht dort gewöhnlich pH 5,5 (Frauen) oder pH 5,0 (Männer). Überzähliger Wasserstoff ist hier willkommen.

Bleibt die Frage: Was bewirkt der überzählige Wasserstoff beim Durchgang durch die drei Hautschichten? Was richtet er unterwegs an, bis er in der Epidermis ankommt?? Das ist die entscheidende Frage.

Zwischen den drei Hautschichten (Unterhaut, Lederhaut, Oberhaut) bzw. zwischen deren Zellschichten befindet sich nicht Luft oder Wasser oder gar nichts, sondern die Interzellularsubstanz. Sie ist ein Abkömmling der Lymphe und – der Leser weiß es längst – ein Kolloid.

Kolloide können gerinnen. Sie können vom relativ flüssigen Sol-Zustand wechseln in den relativ zähen Gel-Zustand, der wenig durchlässig ist für Nährstoffe, welche das Blut über die Kapillaren herankarrt. Was also geschieht mit der Interzellularsubstanz beim Durchgang des Wasserstoffs durch die drei Hautschichten?

Die Antwort ist einfach: Beim Durchgang durch die drei Hautschichten tut Wasserstoff das, was er immer tut: *Er säuert oder übersäuert seine Umgebung, in diesem Fall die Interzellularsubstanz von Unterhaut und Lederhaut.*

Eine übersäuerte Interzellularsubstanz wechselt vom Sol-Zustand in den Gel-Zustand. Die Grenzen sind ohnehin fließend. Dieser Wechsel ist nicht tödlich, er hat nur eine bestimmte Reaktion zur Folge: Die Interzellularsubstanz verdickt sich und die verdickte Interzellularsubstanz verhindert die Osmose der Nährstoffe in den Bereich, wo das Haar wurzelt, nämlich zwischen Unterhaut und Lederhaut. Folge: Die Nährstoffe gelangen nicht mehr zur Haarpapille, Folge: Die Haarzwiebel kriegt keine Nährstoffe, Folge: Die Haare fallen aus.

Und das alles geschieht dank dem Überangebot an Wasserstoff im Bereich von Unterhaut-Lederhaut. Und dieses Wasserstoff-Überangebot ist die Folge des Überangebots an Kalium, welches die Folge ist des Überangebots an zerfallenden Erythrozyten und die Erythrozyten zerfallen wegen des schadhaften Hämoglobins. Und das schadhafte Hämoglobin verdankt sich dem schadhaften Häm als Folge des ins Knochenmark eingewanderten Bleis aus dem verschluckten Benzin.

Das ist die rätselhafte Reaktionskette, die im Knochenmark beginnt und mit Haarausfall endet, ausgelöst durch einen Schluck verbleiten Benzins.

Folglich muss das Überangebot an Kalium frühzeitig, d. h. schon im strömenden Blut neutralisiert werden, nicht durch Wasserstoff, sondern durch einen mineralischen Gegenspieler. Der klassische mineralische Gegenspieler (Antagonist) von Kalium ist Calcium. Das wissen Apotheker, Chemiker, Biologen und auch Geologen, selbst Landwirte wissen es. Ärzte und schulmedizinische Lehrbücher wissen es selten oder nie.

Will man das Kaliumüberangebot durch ein höheres Calciumangebot ausbalancieren, müsste gesichert sein, dass das zugeführte Calcium auch in den Stoffwechsel richtig integriert wird. Sonst ist alle Mühe vergebens.

Dass genau das (unter anderem) die Aufgabe von Vitamin D3 ist, weiß der Leser inzwischen. So viel zur Problematik von verschlucktem **Blei**.

Was aber macht verschlucktes **Benzin**? Es wandert in die Leber und führt zu vorzeitiger Zirrhose.

Dass und wie eine gesunde Leber an der Produktion von D3 beteiligt ist, ist dem Leser nun bekannt. Eine dank verschlucktem

Benzin angeknackste Leber tut das nicht oder nicht mehr in ausreichendem Maße.

Das heißt: Zugeführtes Calcium wird nicht mehr vollständig integriert, deshalb wird weder das Kalium-Überangebot im Blut neutralisiert, noch die (übersäuerte) Interzellularsubstanz in Unterhaut und Lederhaut. Es hilft nichts, in diesem Fall müssen sowohl Calcium wie auch Vitamin D3 zugeführt werden, nur nicht im Übermaß. Die Angaben über den täglichen Bedarf an Vitamin D3 schwanken in den Lehrbüchern zwischen 0 und 100 i.E. (internationale Einheiten).

II. Der Fall Anna-Lena

Die junge Anna-Lena litt gleich unter zwei gewaltigen Problemen: einerseits an einer Alopecia totalis, andererseits an einer entsetzlichen Ganzkörper-Neurodermitis. Und beides seit Jahren. Von Neurodermitis geplagt wurde sie schon im Kindergarten, sagte sie.

Als ich Anna-Lena (Jahrgang 1969) im Sommer 2008 kennenlernte, hatte sie einen kahlen Kopf – den sie mit einer Perücke tarnte – keine Augenbrauen und keine Wimpern. Und dazu diese irrsinnig juckenden neurodermitischen Ekzeme am ganzen Körper. Nur mit Hilfe von viel Cortisonsalbe konnte sie den Juckreiz ertragen. Ohne Cortison käme sie um, sagte sie.

Der kreisrunde Haarausfall begann, als Anna-Lena fünfzehn Jahre alt war. Wenn sie Schulaufgaben machte, fielen Haare auf den Tisch oder ins Heft. Sie tastete die wachsenden Haarlücken auf dem Kopf, (Kuhflecken, sagte sie), hatte aber insgesamt noch so viel starkes und langes Haar, dass sie ohne Perücke auskam. Der Hautarzt bestrahlte mit Blaulicht, aber ohne Erfolg.

Zwar wuchsen nach einiger Zeit die kahlen Stellen wieder zu, aber an anderen Stellen entstanden neue Lücken. So ging es bis zum Abitur 1989. Die Haare wurden immer dünner, aber noch konnte Anna-Lena auf eine Perücke verzichten.

Während ihrer mehrjährigen beruflichen Orientierungsphase traten neue Löcher im Haar auf, aber von Frühjahr bis Sommer, also bei höherer Sonneneinstrahlung, wuchsen sie wieder zu. Doch als Anna-Lena ihr Studium aufnahm, begann der Haarausfall von neuem. Und je näher es auf die Zwischenprüfung zuging, desto mehr fielen die Haare aus.

Ob trotz oder wegen der Pille, die Anna-Lena ihrem Freund zuliebe nahm, dann die rasante Entwicklung ihrer Alopecia areata weiterging zur Alopecia totalis, bleibe dahingestellt. Im Alter von 26 Jahren jedenfalls hatte sie keine Haare mehr auf dem Kopf und auch Brauen und Wimpern waren ausgefallen.

Weil sie aber gleichzeitig unter heftigster Neurodermitis litt, vermuteten die Ärzte und die Heilpraktiker, welche die Studentin Anna-Lena im Lauf der Jahre konsultierte, für beide Krankheiten als Ursache immer nur verschiedene Allergien. So wurde die junge Frau auf 200 verschiedene Nahrungsmittel getestet, von denen schließlich zwanzig als erlaubt übrig blieben. Aber auch die penible Einhaltung dieser seltsam radikalen Verbotsliste brachte keinerlei Verbesserung. Weder wurde die Neurodermitis besser, noch änderte sich etwas an der Alopecia totalis.

Anna-Lena (zur Erinnerung: Jahrgang 1969) gehört zu jenen Jahrgängen, die nach Dr. Maiwald dank der Atomtests schon im Mutterleib strahlengeschädigt wurden und später aus banalstem Anlass die Haare verlieren und immer hochempfindliche Zähne haben, so auch Anna-Lena.

Als ich sie traf, war sie 39 Jahre alt, Lehrerin an einem Gymnasium und von ihrer Neurodermitis mindestens so geplagt wie von ihrer Alopecie. Der Juckreiz an den Ellbogen, in den Kniekehlen und an den Hand- und Fußgelenken war so schlimm, dass Anna-Lena nur noch wünschte, von den neurodermitischen Ekzemen befreit zu werden, denn auch ihr Rücken war übersät mit roten nässenden Pusteln, ebenso die Innenseite der Oberschenkel. Der Juckreiz war unbeschreiblich. Anna-Lena konnte sich nicht vorstellen, in relativ kurzer Zeit beide Probleme überwinden zu können.

Erstmal musste ich sie überzeugen, dass Neurodermitis mit einer Allergie nichts zu tun hat, sondern ein Vitamin-B-Mangel-Problem ist, verbunden mit einer vernachlässigten Darmflora. Anna-Lena war einverstanden, ihren Darm mit Hilfe von Milchsäurebakterien (mangels dauergekühlter Molke schlicht und einfach mit Naturjoghurt morgens und abends) zu sanieren und dazu B-Vitamine einzunehmen, weiter nichts. Allerdings galt es wie immer für einige Zeit eine gewisse Verbotsliste einzuhalten (wie in meinem Buch »Neurodermitis – weder Allergie noch Atopie« ausführlich beschrieben, Ennsthaler Verlag, 4. Auflage 2009). Und so wurde Anna-Lena ihre Neurodermitis, von der sie seit ihrer Kindheit, also seit mehr als dreißig Jahren geplagt wurde, in kurzer Zeit los. Seit April 2009 ist ihre Neurodermitis verschwunden.

Gelegentliche Rückschläge gab es nur, wenn Anna-Lena massiv gegen die (*vorübergehend* notwendige) Verbotsliste verstieß, insbesondere was Zuckerzeug und Kaffee betraf. Oder wenn es in der Schule zu viel Stress gab.

Längst kann sie auf Cortison verzichten, ihre Hand- und Fußgelenke sind frei von Ekzemen und die gelegentlich trockene Haut pflegt sie mit der bewährten Bioforce-Creme (A. Vogel, zu erhalten in Apotheken und Reformhäusern).

Da Alopecia totalis keine Schmerzen macht, war die Therapie dieser Krankheit für Anna-Lena erstmal nachrangig. Sie hatte sich an die Perücke gewöhnt und auch daran, sich Augenbrauen mit einem Stift zu malen.

Sie war einfach glücklich, nach mehr als dreißig Jahren frei von Neurodermitis zu sein und auf Cortison verzichten zu können.

Ich hatte ihr bei unserem ersten Treffen im Sommer 2008 neben der Neurodermitis-Problematik (als Vitamin-Mangel-Phänomen) ausführlich auseinandergesetzt, was Alopecie ist, nämlich ein Lymphproblem, und dass Lymphe am besten kuriert wird mit Weißkohl.

Sie ließ sich die Wickeltechnik schildern, hatte aber trotz völliger Kahlheit und fehlenden Brauen und Wimpern zunächst nicht die Energie, die aufwändige Therapie zu beginnen. In der Tat kostet es viel Kraft und Ausdauer, die Weißkohlblätter mit dem Wellholz zu bearbeiten und den Kopf mit den zerfaserten Blättern einzubinden und das täglich mindestens ein Mal, am besten über Nacht. Wohlgemerkt: Die alleinstehende Anna-Lena ist als Lehrerin voll berufstätig und verständlicherweise abends einfach nur geschafft.

So dauerte es bis zu den Weihnachtsferien 2008, dass sie sich aufraffte und ihre Alopecie in Angriff nahm. Als Single war ihr klar, dass sie die von mir geschilderte Wickeltechnik vereinfachen musste. Sie hatte den glücklichen Einfall, die Kraut-Blätter nicht erst einzeln zu bearbeiten, um hinterher vom restlichen Kohlkopf einen Saft zu bereiten, sondern sie machte es umgekehrt: Sie bereitete zuerst den Weißkohlsaft (mit der elektrischen Saftpresse) und trank diesen Saft mit Vergnügen, dann benutzte sie den Weißkohl-Trester als Wickelmasse.

Weil ihr aber auch die Wickelei zu umständlich erschien, rieb sie ihren kahlen Kopf und ihr brauen- und wimpernloses Gesicht einfach intensiv mit dem Trester ein. Mindestens zehn Minuten lang, indem sie immer wieder eine Handvoll Trester aus der Saftpresse nahm und das Einreiben fortsetzte. Den Trester hat sie hinterher nicht abgewaschen, sondern ließ die krümelig werdende Masse über Nacht einwirken. Während der Weihnachtsferien 2008/09 schaffte sie es, das Verfahren mehrmals am Tag anzuwenden, wobei sie dann den trockenen Trester zuletzt abwusch. Während der Schulzeit konnte sie die Saftbereitung und die Trester-Einreibung natürlich nur abends vornehmen.

Und dennoch geschah das Unglaubliche: Schon Ende Januar 2009 war ihre Haardecke geschlossen. Und auch Augenbrauen und Wimpern begannen zu wachsen. Als sie mich im Februar besuchte, trug sie zwar noch die Perücke, aber nur weil die (bereits dunkelbraunen) Härchen auf dem Kopf noch sehr kurz waren und an den Schläfen und im Nacken noch ungleichmäßig wuchsen (siehe Fotos).

Aber seit April 2009 ist die Perücke überflüssig, die Haare wachsen dicht und kräftig, Brauen und Wimpern ebenso. Anna-Lena war sogar schon einmal beim Friseur, um einen gleichmäßigen Schnitt zu bekommen.

Die Trester-Kur wendet sie jetzt nur noch gelegentlich an, um einen Rückfall zu vermeiden. Seit Mitte Juni gibt es wieder junges frisches Weißkraut, es ergibt einen zartgrünen saftigen Trester und einen fast wohlschmeckenden Saft.

Anna-Lena war immer schon ein mutiges und einfallsreiches Mädchen.

Sie hat als Studentin mit fortgeschrittener Alopecia areata sich in ihrem Badezimmer selber fotografiert und mir erlaubt, diese Fotos zu veröffentlichen. Sie hat mir auch erlaubt, sie selber zu fotografieren, von der Seite und auch von vorn. Und sie hat nichts dagegen, wenn diese Fotos im Buch erscheinen.

Wie perfekt das vereinfachte Verfahren zum Erfolg geführt hat, mag beweisen, über welch große Heilkraft der Weißkohl verfügt. In wenigen Wochen wuchsen bei Anna-Lena Kopfhaare, Brauen und Wimpern *dunkel* nach, nachdem sie es schaffte, die Therapie einige Monate konsequent Abend für Abend durchzuführen.

Die Vereinfachung der Weißkohl-Blätter-Therapie zur Weißkohl-Trester-Therapie war aus der Not geboren, aber sie erwies sich der aufwendigen Blätter-Therapie als ebenbürtig, trotz der häufigen Beschränkung auf nur ein Mal am Tag. Das mag daran liegen, dass der Trester im Vergleich zu den ausgewellten Blättern über eine erheblich vergrößerte Oberfläche verfügt und damit über mehr kolloidale Wirkfläche.

Vielleicht ist die Tresterkur als Variante zur altbewährten Blätterkur nicht nur eine legitime Weiterentwicklung der in den alten Schriften genannten Weißkraut-Blätterkur, sondern ihre Optimierung.

Zur Nachahmung empfohlen.

Schlussbetrachtung

Alopecie entsteht unabhängig von Alter und Geschlecht. Jedermann und jedefrau kann jederzeit von einem krankhaften Haarausfall befallen werden, auch Kinder.

Im Lauf der Jahrhunderte haben die Mediziner unterschiedliche Ursachen genannt und unterschiedliche Heilmöglichkeiten diskutiert und ausprobiert, aber über Vermutungen und Heilversuche sind sie nicht hinausgekommen. Das Rätsel ist geblieben. Alopecia gehört heute noch zu den Krankheiten mehr oder minder unbekannter Genese, wie das offiziell heißt.

Das medizinische Nachschlagewerk Pschyrembel, Ausgabe 1977, unterscheidet mehr als zwölf verschiedene *Formen* von Alopecie, es werden genannt: A. areata, A. totalis, A. atrophicans, A. climacterica, A. congenita circumscripta, A. frontalis, A. marginalis traumatica, A. mechanica, A. mucinosa follicularis, A. parvimaculata, A. praematura, A. seborrhoica, A. specifica (s. Syphilis), A. symptomatica diffusa.

Aber diese schönen Differenzierungen sind letzten Endes unerheblich, denn für eine Therapie geben sie nicht viel her.

Nur die letztgenannte Art: A. symptomatica diffusa – ist interessant insofern, weil der Haarausfall hier nur vorübergehend stattfindet, z. B. nach fieberhaften Infekten wie schwerer Grippe, Typhus, Scharlach, Tuberkulose oder auch nach Antikoagulantien (gerinnungshemmenden Substanzen), nach Zytostatika oder bei Leukämie, Leberzirrhose, schlechter Ernährungslage oder völliger Entkräftung, schließlich auch nach einer Vergiftung mit Thallium oder Blei.

Thallium ist ein dem Blei ähnliches, aber erheblich giftigeres Metall und schon in Spuren schädlich für das Zentralnervensystem (Julius Mezger, Homöopathische Arzneimittellehre, 1978). Thalliumsulfat wurde früher verwendet als Rattengift und als Enthaarungsmittel. Kein Wunder, dass dann auch tatsächlich die Haare ausgehen.

Die Frage ist, weshalb Alopecia symptomatica diffusa nur vorübergehend auftritt, während die anderen Arten alle als dauerhaft und unheilbar gelten. Anders gefragt: Was genau bewirken die bei Alopecia symptomatica diffusa genannten Substanzen (Bakteriengifte, Zytostatika, Antikoagulantien, Thallium, Blei, ...) dort, wo das Haar wurzelt im Unterschied zu den anderen Arten? Die Frage ist von der Schulmedizin noch nicht beantwortet, aber gerade auf diese Antwort käme es an.

Die neuere Pschyrembel-Ausgabe aus dem Jahr 1994 nennt im Wesentlichen die gleichen Alopecie-Arten, nur wird bei Alopecia androgenetica geschlechtsspezifisch differenziert zwischen männlichem und weiblichem Typus. Die männliche Glatze wird Calvities (oder Alopecia androgenetica) genannt (mit einem hinteren seitlichen Haarkranz, der erhalten bleibt).

Vom weiblichen Typus der Alopecia androgenetica wird nur gesagt, sie beginne nach dem Klimakterium als diffuse Lichtung im Scheitelbereich. Als Therapie werden empfohlen: Für Männer eine Haartransplantation, für Frauen ein östrogenhaltiges Haarwasser. Warum Östrogen?

Östrogen macht die Haut weich und saftig, also auch den Bereich, wo das Haar wurzelt. Unter Saft darf man hier getrost Lymphe im richtigen kolloidalen Status verstehn.

Alopecia areata wird häufig als Auto-Immunkrankheit oder Auto-Aggressionskrankheit definiert. Unter einer Auto-Immunkrankheit (Auto-Aggressionskrankheit) versteht man eine Krankheit, die durch Auto-Antikörper hervorgerufen wird.

Zur Verdeutlichung: *Antikörper* sind körpereigene (eiweißartige) Schutzstoffe im Blut (gegen sogenannte Antigene). *Auto-Antikörper* sind das Gegenteil davon, es sind körpereigene Stoffe, die sich *gegen* körpereigene Schutzstoffe richten, also gleichsam Anti-Antikörper. Diese Anti-Antikörper *sollen* eine Alopecie verursachen. Mehr als eine Vermutung ist das nicht.

Der Therapievorschlag nach Pschyrembel lautet in diesem Fall: **Versuch** mit Kortikoiden oder Kontaktallergenen u. a. (Unter anderem? Das wäre? Wird nicht gesagt).

Kontaktallergene sollen auf dem Kopf eine Entzündung hervorrufen und mittels dieser (heilbaren) Entzündung sollen heilende Stoffe in die Haarwurzeln geschleust werden. Die Erfolge sind nur möglich, solange die Entzündung erneuert wird. Eine richtige Heilung ist das nicht. Kann es auch nicht sein, denn die wahre Ursache der Alopecie hat mit einer Entzündung nichts zu tun.

Die Feststellung, dass eine Alopecia areata mit kurzen abgebrochenen Haaren am Herdrand beginnt, die sich zur Kopfhaut hin verjüngen zu sogenannten Ausrufungszeichen-Haaren undsoweiter, trägt zur Aufhellung der Problematik nichts bei. Anders die Beobachtung, dass (in der akuten Phase) die regionalen Lymphknoten anschwellen. Das kommt der Grundproblematik schon näher. Denn das wichtigste Stichwort in Sachen Alopecia ist nun einmal die *Lymphe*. Sie ist der Schlüssel zum Tor des Rätsels Alopecie.

Darum wäre es wichtiger zu fragen, ob die unterschiedlichen Ursachen nicht alle letztlich in eine *Grundursache* münden, die die Krankheit Alopecie dann erst auslöst. Tatsächlich wird über all den schönen Differenzierungen versäumt, nach dieser **Grundursache** zu fragen.

Aber nur wenn diese Grundursache erkannt und in ihrem Wesen begriffen ist, kann eine kausale Therapie entwickelt werden. Die angebliche Unheilbarkeit der Alopecie wird auf diese Weise widerlegt.

In den 70er Jahren des letzten Jahrhunderts wurde im Nachrichtenmagazin »Der Spiegel« (Juli 1977) ein neues Haarwuchs-Wundermittel diskutiert.

Ein Dermatologe hatte einen Stoff entwickelt, der Haarausfall angeblich stoppen und den Haarwuchs anregen könne. Das Mittel solle wirken, indem es eine Zwischensubstanz, die bei der Testosteronsynthese entsteht, unterdrückt. Frühester Erfolg binnen einem Jahr.

Der Stoff hat nicht gehalten, was er versprach. Denn das konnte er nicht. **Testosteron** hat zwar mit Haarwuchs zu tun, aber nicht auf dem Kopf, sondern im Gesicht und in anderen männlichen Körperregionen.

Die Überlegung war: Weit weniger Frauen leiden unter diffusem Haarausfall als Männer. Darum glauben Mediziner, das Kopfhaar müsse etwas mit dem weiblichen Sexualhormon Östrogen zu tun haben. Das ist auf den ersten Blick einleuchtend, aber nur auf den ersten.

Denn Frauen und Männer unterscheiden sich wie erwähnt nicht nur durch verschiedene Sexualhormone, sondern auch durch einen unterschiedlichen pH-Wert des Blutes (Männer-Blut hat durchschnittlich pH 7,39; Frauen-Blut pH 7,40–7,41; vgl. Silbernagl/Despopoulos, Taschenatlas der Physiologie 1991).

Das heißt: Frauenblut hat, da leicht alkalischer, einen größeren Spielraum in Richtung Säure. Anders gesagt: Frauen versauern weniger schnell als Männer.

Wenn man sich das Stichwort *Übersäuerung* der *Interzellularsubstanz* in Erinnerung ruft, dann folgt die Kette der Erkenntnisse von selbst: 1. Koagulation des Transportmittels Lymphe. 2. Erschwerte Osmose der Nährstoffe zwischen Blutkapillare und Papille. 3. Mangelernährung der Haarwurzel. 4. Haarausfall.

Das männliche **Kopfhaar** hängt nicht vom männlichen Sexualhormon Testosteron ab, obgleich es natürlich eindeutig Testosteron-gesteuerten Haarwuchs gibt, aber nicht auf dem Kopf! Denn das wäre evolutionsgeschichtlich ein Unding: Homo sapiens musste sein Hirn vor Überhitzung schützen, egal, ob Frau, Mann oder Kind. Alle brauchten zu diesem Zweck einen kräftigen Haarwuchs als Schutz vor der gnadenlosen Sonne in der baumlosen Savanne Afrikas. Die Hirnsubstanz war und ist hitzeempfindlich bei jedermann. Auch beim kleinsten Kleinkind musste (und muss) das zarte Gehirn vor Überhitzung geschützt werden. Deshalb kann evolutionsgeschichtlich Kopfhaar nicht in erster Linie von Sexualhormonen abhängen, es sei denn in dem Maße, wie das Kleinkind schon über Sexualhormone verfügt.

Logischerweise befinden sich die eindeutig Sexualhormon-abhängigen Haare nicht auf dem Kopf, sondern im Genitalbereich und im Gesicht. Bartwuchs wird eindeutig von Sexualhormonen gesteuert, ebenso Schamhaare und Achselhaare, wobei daran erinnert werden darf, dass Scham- und Achselhaare bei Mann und Frau entstehen, also Testosteron- wie Östrogen-gesteuert.

Der psychogene Schock meines Sohnes führte letztendlich zur Verdickung der kolloidalen Interzellularsubstanz und damit zur Aushungerung der Haarwurzel.

Der Saft der Krautblätter wirkte als Dispersionsmittel und führte zur Umkehrung der Verdickung, d. h. zur Wiederverflüssigung des Transportweges der Nährstoffe Richtung Haarwurzel. Das war alles.

Auch eine Benzin-Bleivergiftung führt zur Verdickung der kolloidalen Interzellularsubstanz mit nachfolgender Aushungerung der Haarwurzel, nur auf einem anderen Weg, besser gesagt: auf einem doppelten Weg, wie bereits geschildert. Es handelt sich ja auch um zwei giftige Substanzen: Benzin und Blei.

Sobald zwischen nährstoffreicher Papille und nährstoffhungriger Haarzwiebel ein Abgrund an verdickter Lymphe klafft, beginnt der Haarausfall.

Ein Psychoschock reicht im Zweifel dafür aus.

Fazit: Weder ein zu hoher noch ein zu niedriger Testosteronspiegel führt zum Haarausfall am Kopf des Mannes, ebenso wenig eine Testosteron-abhängige Zwischensubstanz. Den höchsten Sexualhormonspiegel besitzt bekanntlich der junge Mann mit achtzehn Jahren und gerade in dieser Zeit gehen ihm keine Haare aus, es sei denn, er verschluckt verbleites Benzin.

Der hohe Testosteronspiegel hält bei Männern an bis etwa zum 28. Lebensjahr, also genau bis zu der Zeit, in der kräftiger Haarwuchs vorherrscht, sofern keine Intoxikation stattfindet.

Fassen wir zusammen: Einen hohen Testosteronspiegel besitzen junge Männer und gerade ihnen gehen die Haare nicht aus. Also kann Testosteron den Haarwurzeln nicht gefährlich sein, auch wenn ein Haarpflegemittel das behauptet.

Die eindeutig Testosteron-abhängigen Haare sind Bart-, Scham- und Achselhaare und gerade sie gehen gewöhnlich nicht aus, wenn die Kopfhaare es tun. Bart-, Scham- und Achselhaare gehen nicht einmal im höheren Alter aus.

Worauf kommt es letztlich beim Haarwuchs an und worauf nicht? Das ist die Frage, egal ob bei Frau, Mann, Kind oder Greis.

Der Haarwurzelapparat bleibt lange erhalten, er stirbt erst ab, wenn der Mensch stirbt, kaum vorher. Das verdankt sich der Evolutionsgeschichte. Homo sapiens war darauf angewiesen, sein Haupt vor Überhitzung zu schützen – bis zum Tod. Also hat die intelligente und gütige Natur vorgesorgt und den Menschen so ausgestattet, dass das kostbare Gehirn vor Überhitzung geschützt wird und geschützt bleibt bis zum letzten Atemzug.

Da in Sachen Haarwuchs bis heute immer noch keiner an die Lymphe denkt, wird verständlich, dass bis heute alle möglichen Ursachen einer Alopecie diskutiert werden, nur die Hauptursache nicht: die kolloidale Entartung der Lymphe.

Das große Rätsel Alopecie beruht aber genau auf dieser Grundfrage.

Die Anschlussfrage lautet: Wie kann eine entartete Lymphe wieder auf einen gesunden Status rückgeführt werden?

Lässt man die bei Jakob gescheiterten Therapie-Versuche Revue passieren: drei Arten von Bestrahlung des kahlen Kopfes (Grenzwellenbestrahlung, Kurzwellenbestrahlung, Quarzlampenbestrahlung), drei Sorten von Haarwasser (Tübinger Haarwein, Cortisonhaarwasser, Proteinhaarwasser), subcutane Einspritzungen mit den ominösen KUF-Reihen (27 verschiedene Substanzen vereint in einer einzigen Spritze), schließlich Neuraltherapie und Überwärmungssalbe – dann zeigt sich die ganze Hilflosigkeit der Medizin in Sachen Alopecie.

Ist ja verständlich. Solange die Ursache der Alopecie im Nebel der Vermutungen liegt, müssen auch die angebotenen Therapien im Nebel stochern.

Da helfen auch nicht die neuesten Therapie-Versuche wie zum Beispiel die sogenannten Biologics (gentechnisch hergestellte Eiweiße), welche die »Aktivität natürlicher Substanzen fördern« sollen, oder eine »topische Immuntherapie mit DCP« (Diphenylcyclopropenon), die unternommen wird in der Annahme, Alopecie sei die Folge einer geschwächten Immunität. Auch Mittel zur Beeinflussung von T-Lymphozyten (z. B. Sulfasalazin) kommen zur Anwendung.

Doch es hilft alles wenig bis nichts. Denn diese Versuche gehen am Kern des Problems vorbei. So werden denn auch nur bescheidene Erfolge gemeldet, die sich spät einstellen, im Schnitt nach sechs bis 12 Monaten, und selten länger anhalten, nachdem die Therapie beendet wurde.

Eine Heilung sieht anders aus.

Die Heilung einer Alopecie besteht in der Reaktivierung der Lymphe.

Und das ohne schädliche Nebenwirkungen.

Wie das gelingt, noch dazu mit einer Vielzahl positiver Nebenwirkungen, zeigen die Beispiele Jakob und Anna-Lena.

Das einzig taugliche und unerreicht gute Heil- weil Dispersions-Mittel liefert die Pflanze Weißkohl.

Damit haben wir bei Jakob alles erreicht: Die Alopecia totalis wurde geheilt und dazu alle Begleiterkrankungen und Mängelerscheinungen des Heranwachsenden. Zum Beispiel: der rätselhafte Stopp der Zahnentwicklung, der Stopp des Längenwachstums, der extreme Heuschnupfen, sein Bronchialasthma, die schlappen Muskeln, die brüchigen Knochen und die mit vierzehn Jahren noch unterdrückte Pubertät.

Den Lymphbeschleuniger Weißkohl haben wir gleich doppelt angewandt: äußerlich als Wickel, innerlich als Saft. Und in knapp vier Monaten wurde aus dem kranken minderwüchsigen Knaben ein großer, starker, schöner Jüngling.

Ähnlich erging es Anna-Lena. Aus dem kranken ekzematösen und haarlosen Entlein wurde in kurzer Zeit ein schöner Schwan.

Was also ist Alopecie?

Alopecie ist die Folgeerscheinung einer kolloidal entarteten Lymphe.

Ein Psycho-Schock als pathogene Energiezufuhr reicht dafür aus, wie Jakobs Geschichte zeigt.

Ähnlich wirkt anhaltender Stress als pathogener Energiestau, der die Lymphe in die Entartung treibt, wie bei Anna-Lena, wobei hier noch die vorgeburtliche strahlenbedingte Schädigung hinzukam.

Eine entartete Lymphe hat einen doppelten Effekt: Weniger Nährstoffe werden bei den Zellen abgeliefert und weniger Schlacken werden abtransportiert.

Eine gesunde Lymphe macht die Wege frei, sowohl für den Nahrungstransport wie für die zelluläre Müllabfuhr.

Es ist leicht einzusehen, dass eine Katastrophe eintreten muss, wenn die Lymphe diese Aufgaben nicht erfüllt.

Unser Fahrplan zur Heilung einer Alopecia totalis heißt: Reaktivierung der Lymphe mit Weißkohl-Blättern oder mit Weißkohl-Trester. Dazu täglich ein bis vier Becher frisch gepressten Weißkohlsaft.

Die Therapie dauert insgesamt vier Monate, auch wenn die ersten Haare schon nach wenigen Tagen oder Wochen erscheinen.

Notabene: Ohne eine tägliche Disziplin und eine viermonatige Ausdauer wird man mit einer solchen Krankheit nicht fertig.

Literaturverzeichnis

Benner, Klaus-Ulrich, Der Körper des Menschen, 1996
Brehme Siegfried und Meincke Irmtraut (Hrsg.), Wissensspeicher
Biologie, 1997
Faller, Adolf, Der Körper des Menschen, 1988
Hackenberg, Pathochemie / Pathophysiologie, 9. Auflage, 1991
Silbernagl/Despopoulos, Taschenatlas der Physiologie, 4. Auflage,
1991
Lexikon Herder 1967
Vogel Adolf, Der Kleine Doktor, 1964